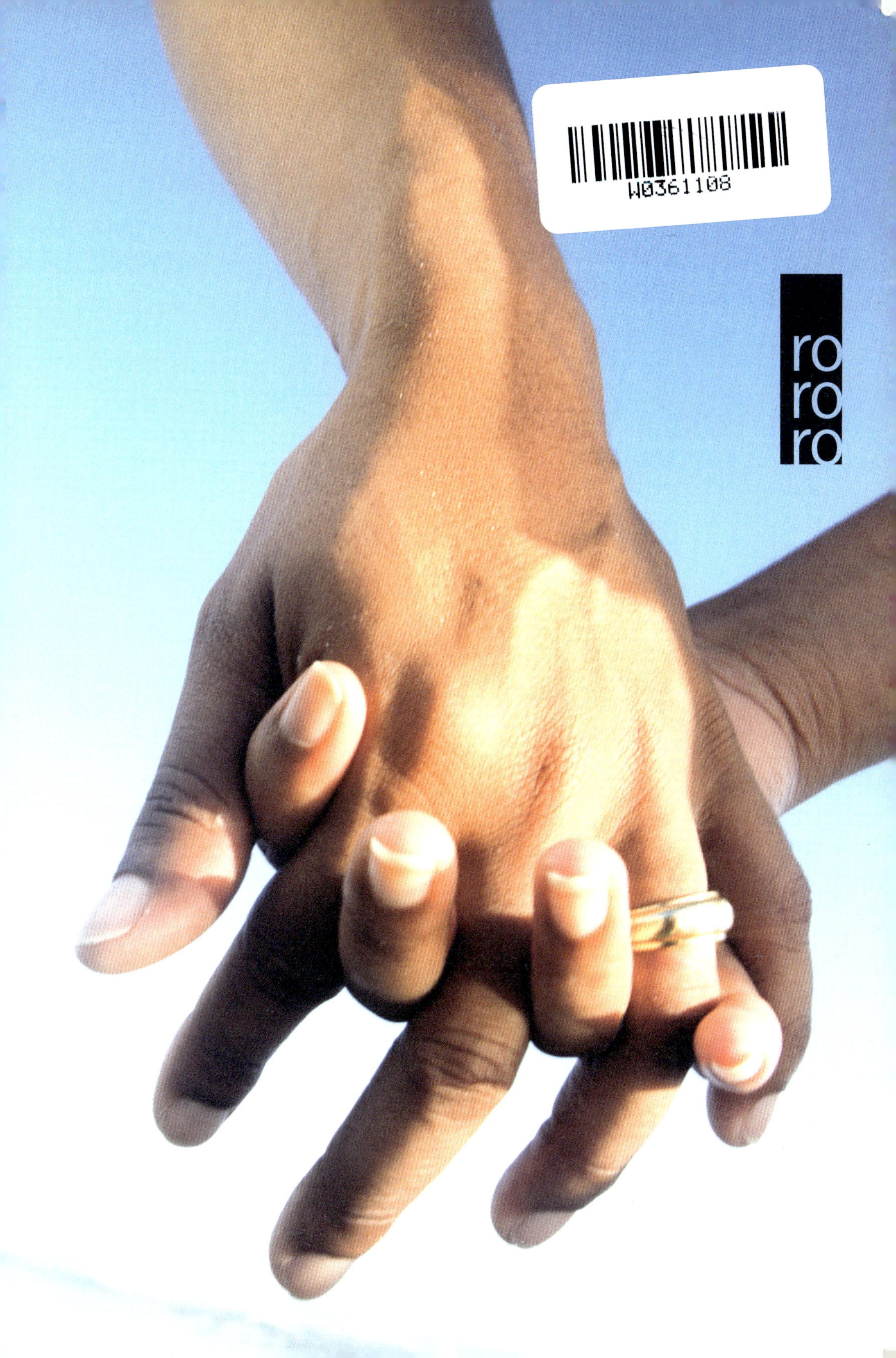
rororo

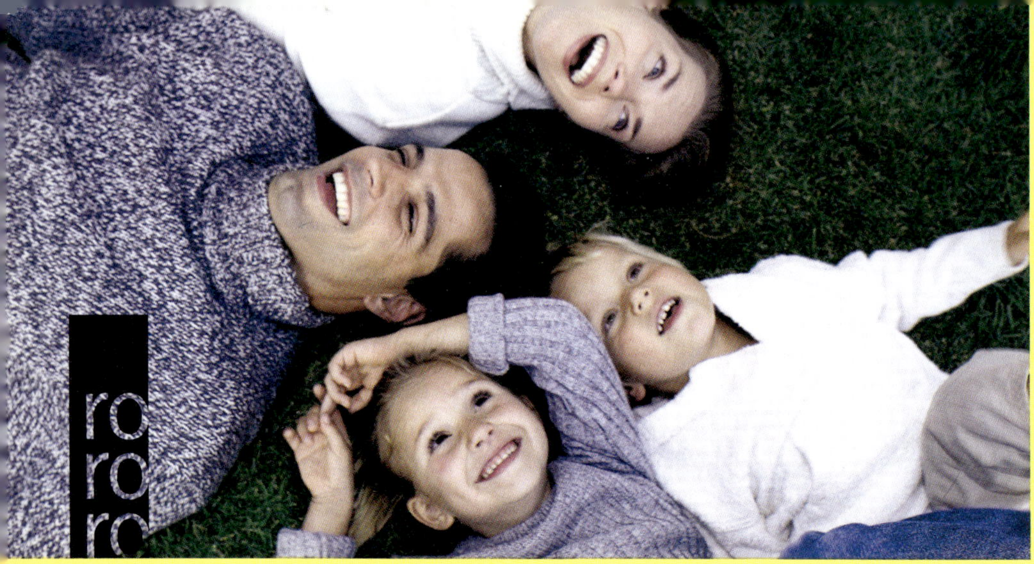

Zu diesem Buch

Neurodermitis ist eine Krankheit, die viele Fragen aufwirft. Betroffene oder Familien mit einem Neurodermitiker-Kind erfahren in aller Regel, dass die Beschwerden von zahlreichen individuellen Faktoren abhängig sind, so dass die Suche nach einer lindernden Behandlung oftmals langwierig wird. In diesem Buch finden Sie die wichtigsten Antworten und praktische Tipps zur Hautpflege sowie Anregungen zum psychologischen Umgang mit dieser Hauterkrankung. Sie können selbst viel tun, um gut mit Neurodermitis zu leben.

Die Autorin

Regine Schulte Strathaus ist freie Medizinjournalistin und schreibt zu den Themen Gesundheit, Wellness, Psychologie und Kinder für verschiedene Zeitungen und Zeitschriften der Fach- und Publikumspresse. Sie hat außerdem eines der ersten Ratgeber-Bücher zur Knochenkrankheit «Osteoporose» (1990) verfasst und war Koautorin für das erste «Handbuch Selbstmedikation» der Stiftung Warentest (1995) sowie für das Fachbuch «Funktionstextilien (2003).

Regine Schulte Strathaus

Neurodermitis

– die 100 wichtigsten Fragen und Antworten

Schulmedizin und alternative Heilverfahren

Rowohlt Taschenbuch Verlag

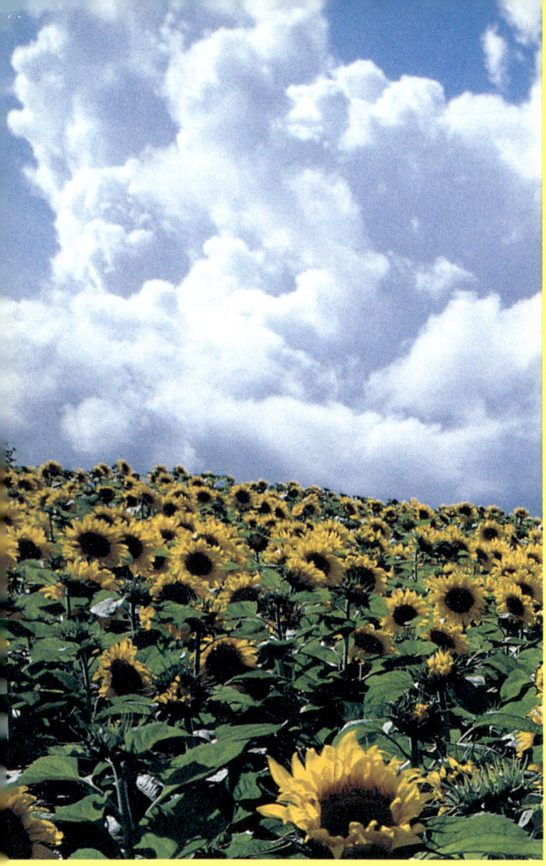

Inhalt

Originalausgabe
Veröffentlicht im
Rowohlt Taschenbuch Verlag,
Reinbek bei Hamburg, März 2004

Lektorat Martina Behrens
Umschlaggestaltung any.way,
Wiebke Buckow (Foto: zefa / Miles)
Reihenlayout Christine Lohmann
Satz Photina und Lubalin PostScript
bei KCS, Buchholz/Hamburg
Druck und Bindung
Landesverlag Druckservice, Linz
Printed in Austria
ISBN 3 499 61617 3

Die Schreibweise entspricht den Regeln
der neuen Rechtschreibung.

Ein paar Worte vorab ...
von Prof. Dr. Uwe Gieler

Neurodermitis – jeder, der sie hat, möchte am liebsten seine Haut umtauschen, weil diese juckende chronische Hauterkrankung das Leben unerträglich machen kann. Gut gemeinte Ratschläge gibt es viele, doch selten sind sie nützlich oder auf die individuellen Bedürfnisse abgestimmt. Auch wenn es sicher mehr als 100 Fragen zur Neurodermitis gibt, so kann die Medizinjournalistin Regine Schulte Strathaus in dem vorliegenden Buch doch die wichtigsten und häufigsten Fragen von Betroffenen, Eltern und Angehörigen beantworten. Sie gibt Tipps und Ratschläge, wie mit der Erkrankung umzugehen und wie letztlich Neurodermitis zu bewältigen ist, auch wenn die Haut vielleicht nicht völlig symptomfrei wird.

Neurodermitis ist – das wissen wir aus zahlreichen psychosozialen Studien – eine Erkrankung, die die Lebensqualität der Betroffenen so nachhaltig beeinträchtigen kann wie beispielsweise Rheuma oder Diabetes. Insofern sollte Neurodermitis nicht unterschätzt werden. Viele Kinder sehen sich schon während der Entwicklung ihrer Persönlichkeit einer Beeinträchtigung ausgesetzt, die das Leben und den Umgang mit anderen Menschen häufig erheblich beeinflussen. Das vorliegende Buch dient dazu, diese Einschränkung der Lebensqualität und die daraus folgenden Probleme zu mildern. In den Kapiteln zum Umgang mit der Haut, zu den Problemen des Juckreizes bis hin zur Darstellung von möglichen Schulungsprogrammen gibt es umfassend Auskunft über diese Erkrankung, an der Millionen Menschen in Deutschland leiden.

Das Buch ist für diejenigen geschrieben, die sich einen Einblick in die Erkrankung und die möglichen Behandlungen verschaffen wollen. Die Informationen sind praxisorientiert und sorgfältig recherchiert, so dass die Leser davor bewahrt werden, die vielen Tipps aus dem Umfeld berücksichtigen zu müssen, die – meist gut gemeint – mehr oder weniger merkwürdige Vorschläge der Boulevard-Presse aufgreifen.

Die moderne Dermatologie und Pädiatrie bieten heute vielfältige, dem jeweiligen Hautzustand und den individuellen Bedingungen angepasste Behandlungsmöglichkeiten an. Sie zaubern zwar nicht die Erkrankung weg, lindern sie jedoch und machen sie erträglich. Immer wieder bin ich selbst in der Sprechstunde verwundert, dass die Betroffenen ein wirksames Medikament einfordern, das diese komplexe und heterogene Erkrankung gänzlich zum Verschwinden bringt. Ein zuckerkranker Mensch würde dies so nie erwarten.

Gerade die psychischen Aspekte der Erkrankung werden in dem Buch verständlich und umsetzbar dargestellt, so dass jeder auch die stressbedingten Einflüsse nachvollziehen kann, ohne die Neurodermitis gleich als typische Stresskrankheit einzustufen. Als Hautarzt und Psychotherapeut habe ich nach langjähriger Erfahrung bei der Behandlung von Neurodermitis gelernt, sie zwar als durchaus typische psychosomatische Krankheit aufzufassen, andererseits aber die psychischen Einflussfaktoren auch nicht überzubewerten. Auch hier zeigt das Buch von Regine Schulte Strathaus wichtige Aspekte zum Verstehen der Neurodermitis. Ich wünsche dem Buch deshalb eine große Verbreitung, damit alle, die mit Neurodermitis zu kämpfen haben, davon profitieren können.

Gießen, im März 2004

Prof. Dr. Uwe Gieler
Leiter der Neurodermitis-Akademie Hessen und der Psychosomatischen Dermatologie an der Universitätsklinik Gießen

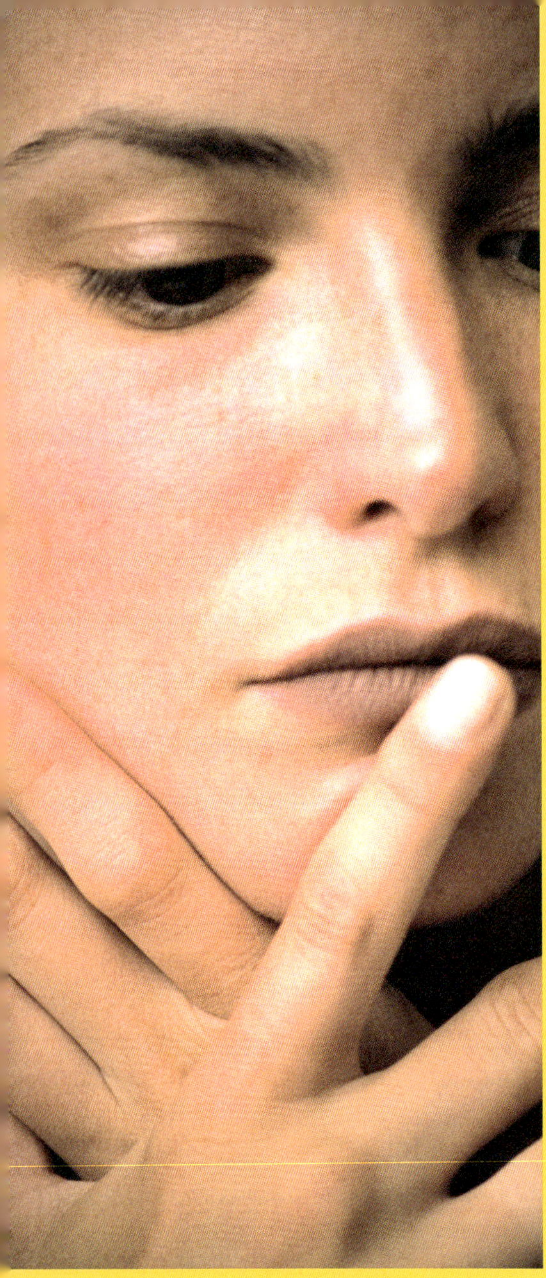

Ursachen und Symptome

Das müssen Sie wissen

1. Was für eine Krankheit ist Neurodermitis?

Neurodermitis ist eine der häufigsten Hautkrankheiten, die meist bereits im Säuglingsalter auftritt. Mittlerweile leiden etwa drei bis vier Millionen Bundesbürger daran, Tendenz steigend: War 1960 noch jedes 30. Vorschulkind betroffen, so ist es heute bereits jedes sechste.
Der Begriff Neurodermitis stammt aus dem Griechischen und setzt sich wie folgt zusammen: Neuro = Nerv, Derma = Haut und Itis = Entzündung. Diese Hautkrankheit ist nicht neu, sondern bereits seit 1881 bekannt. Sie erhielt ihren Namen deshalb, weil Ärzte glaubten, dass die entzündlichen Hautveränderungen durch eine Nervenentzündung ausgelöst würden.
Heute sind die tatsächlichen Auslöser weitgehend bekannt. Dazu zählen vor allem die genetische Veranlagung, Umwelteinflüsse, Allergene und psychische Faktoren. Außerdem spielen auch noch bestimmte Nervenbotenstoffe in der Haut eine Rolle bei der Entstehung der Neurodermitis.
Die Neurodermitis wird den atopischen Erkrankungen zugeordnet und kann mit Allergien in enger Verbindung stehen (→ Allergie, Seite 8). Sie ist aber keine Allergie im typischen Sinn wie Heuschnupfen oder allergisches Asthma. Vielmehr ist sie das Resultat eines multifaktoriellen Geschehens. Das heißt: Vielfältige Faktoren spielen beim Entstehen des Ekzems eine Rolle. So können bestimmte Allergene (zum Beispiel Nahrungsmittel, Hausstaubmilben, Gräserpollen oder Tierhaare) zu Hautveränderungen führen und mit der Neurodermitis zusammen auftreten. Viele Neurodermitiker haben jedoch gar keine Allergie und entwickeln trotzdem ein Ekzem.
Die entzündliche, aber nicht ansteckende Krankheit verläuft in Schüben, wobei es über Wochen und Monate hinweg immer wieder Intervalle gibt, in denen die Haut frei von Symptomen ist. Die Hauptsymptome sind: quälender Juckreiz sowie eine trockene, entzündlich-gerötete, verdickte und reizbare Haut.
Die Neurodermitis kann sich in späteren Jahren zu Asthma oder Heuschnupfen umwandeln. Ärzte sprechen dabei vom «Etagenwechsel» oder einer «atopischen Trias» (= Dreigespann). Sie bezeichnen die Neurodermitis daher auch als atopisches Ekzem, endogenes Ekzem (endogen = von innen), atopische Dermatitis (=Hautentzündung) und als Neurodermitis atopica (atopisch = überempfindlich). Der Begriff Atopie stammt aus dem Griechischen und bedeutet «am falschen Platz». Das Wort Ekzem kommt ebenfalls aus dem Griechischen und

bedeutet «ich brenne». In diesem Sinne kann das atopische Ekzem auch als eine «falsch platzierte, chronische, brennende Hautentzündung» bezeichnet werden.

2. Ist Neurodermitis erblich, und wie groß ist das Erkrankungsrisiko?

Die Neurodermitis basiert auf einer erblichen (genetischen) Neigung des Immunsystems, überempfindlich auf bestimmte Umweltstoffe (Allergene) zu reagieren. Allergene und Umwelteinflüsse, wie Hitze oder Kälte sowie seelischer Stress, und irritative Stoffe, wie Chemikalien, Duftstoffe oder kratzige Wolle und Synthetikfasern, können immer wieder einen Neurodermitis-Schub auslösen. Haben beide Eltern eine atopische Erkrankung, wie Heuschnupfen, allergisches Asthma oder Neurodermitis, so liegt das Erkrankungsrisiko für das Kind bei 60 bis 80 Prozent. Hat nur ein Elternteil Neurodermitis, so liegt das Erkrankungsrisiko zwischen 20 und 40 Prozent. Und ist bereits ein Geschwisterkind betroffen, so steigt das Risiko für alle weiteren Geschwister nochmals auf 25 bis 35 Prozent.
Eine allergische Erkrankung kann allerdings auch dann entstehen, wenn beide Eltern «gesund» sind. Schon da beträgt die Wahrscheinlichkeit zehn bis 15 Prozent. Denn die Atopie, also die Bereitschaft zu erkranken, ist immer vorhanden. Doch manchmal wird eine Generation übersprungen, und erst bei den Enkelkindern schlägt das allergische Erbe durch. Gibt es in der Familie über Generationen hinweg keine Atopiker, ist das Risiko zu erkranken sehr gering.
Bei etwa 30 bis 60 Prozent der Kinder klingt die Neurodermitis nach dem Baby- und Kleinkindalter ab. Etwa 70 Prozent der Kinder und Jugendlichen sind bis zur Pubertät frei von Symptomen. Bis zum 30. Lebensjahr ist diese Hautkrankheit meistens ausgestanden. Zwar tritt Neurodermitis vorzugsweise im Kindes- und Jugendalter auf, doch kommt es auch vor, dass sie erstmals im Erwachsenenalter in Erscheinung tritt.

3. Ist die Neurodermitis heilbar?

Eine echte Heilung gibt es bislang noch nicht. Wie bei anderen genetisch bedingten Allergien auch besteht die Möglichkeit zu erkranken ein Leben lang. Auch wenn die Haut über Monate oder Jahre hinweg symptomfrei bleibt (Ärzte sprechen von «erscheinungsfreien» Perioden), kann die Neurodermitis wieder auftreten. Mit einer zielgerichteten Hautpflege, mit entsprechender Ernährung und Kleidung, Hygienemaßnahmen im Haus, mit einer bewussten Berufswahl, psychologischen Tricks und Entspannungsverfahren kann die Zeitspanne zwischen den Entzündungsschüben verlängert werden. Moderne medikamentöse Therapien mit neuen Cremes und Salben sowie die neuen «Immunmodulatoren» wecken zusätzliche Hoffnungen, denn sie sind in der Lage, in das überreagierende Immungeschehen des Organismus einzugreifen, indem bestimmte Abläufe gehemmt und außer Kraft gesetzt werden (→ Medikamente, Seite 61).

Diese Hautkrankheit verläuft so individuell, dass es vermutlich nie ein «Allheilmittel» oder «Patentrezept» für ihre Behandlung geben wird. Für den akuten Schub stehen jedoch heute eine Vielzahl wirksamer Medikamente und Begleitmaßnahmen zur Verfügung. Auch hier ist zu beachten: Was der einen Haut gut tut, kann der anderen Qualen bereiten.

Der gezielte Umgang mit der Krankheit muss erst gelernt werden. Ein gutes «Selbstmanagement» gibt Betroffenen sowie Eltern als Kotherapeuten die Möglichkeit, gut mit Neurodermitis zu leben, ohne darunter unnötig zu leiden.

4. Wie zeigen sich die Symptome?

Ein maßgeblicher Indikator für eine spätere Neurodermitis-Erkrankung ist das Auftreten von Milchschorf im Säuglingsalter. Häufig zeigt er sich erstmals, wenn das Kind von der Muttermilch auf Säuglingsmilchnahrung umgestellt wird (→ Allergie, Ernährung, Seite 106). Die fettigen Hautschuppen, die sich dabei auf der Kopfhaut bilden, werden auch als Gneis bezeichnet. Ein direkter Zusammenhang durch das Füttern mit Milch besteht allerdings nicht. Der Name Milchschorf kommt daher, dass die gelblichbraunen Krusten wie angesetzte, verbrannte Milch aussehen.

Vom Kopf aus breitet sich der Schorf auf andere Körperpartien aus: Im Gesicht und am Hals (vorzugsweise in den Halsfalten), hinter den Ohren, an den Augenbrauen und den Augenlidern bilden sich auf der trockenen Haut scharf begrenzte, schuppende Knötchen und Bläschen. Diese röten sich und beginnen intensiv zu jucken und zu nässen. Während der Gneis oder Kopfgrind, der medizinisch auch als «seborrhoische Dermatitis» bezeichnet wird, meist im dritten oder vierten Lebensmonat wieder abklingt, bleibt die erweiterte Form des Ekzems, die Neurodermitis, oftmals über viele Jahre hinweg bestehen. Im ersten

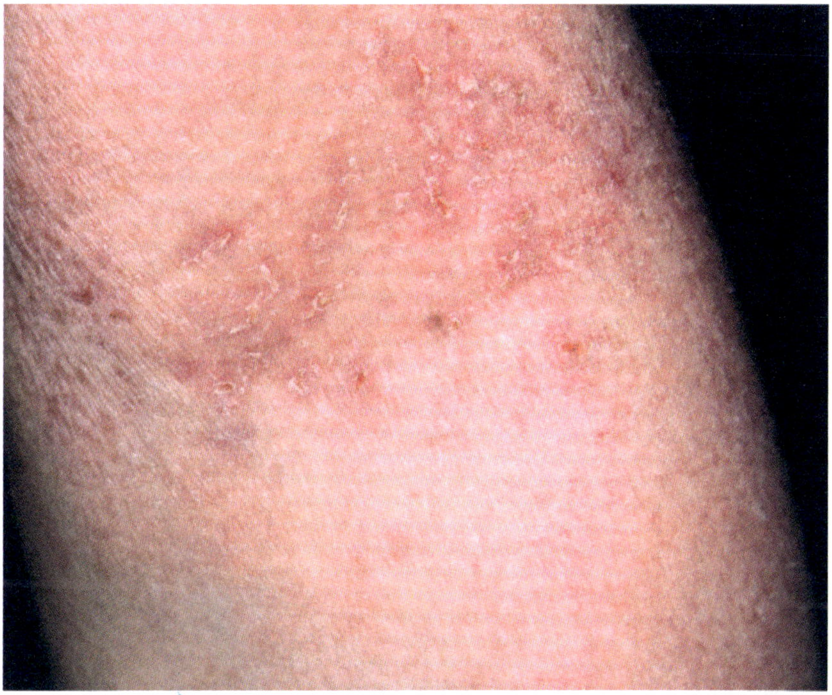

Lebensjahr des Kindes sind vorwiegend die Arm- und Kniebeugen, Handgelenke, Handoberflächen und der Fußrücken befallen. Mit zunehmendem Alter können sich die Symptome wieder verändern und treten jetzt in Form von trockenen, schuppenden und juckenden Hautstellen auf. Ab einem Alter von etwa fünf Jahren manifestieren sie sich zum so genannten «Beugeekzem». Dieses siedelt sich, wie der Name besagt, bevorzugt in den Ellenbeugen, den Kniekehlen und an den Handgelenken an. Dafür verantwortlich sind Veränderungen im Immunsystem sowie Hormonumstellungen, die später besonders deutlich werden, wenn der Körper zu Beginn der Pubertät Geschlechtshormone in großen Mengen zu produzieren beginnt. Grundsätzlich besteht in jeder gravierenden körperlichen Änderungsphase (Pubertät, Schwangerschaft) die Chance, dass die Neurodermitis langfristig verschwindet. Allerdings gibt es auch die Möglichkeit, dass sie in diesen Lebensphasen erstmals auftritt.

5. Was ist eine Allergie?

Eine Allergie ist eine veränderte (griechisch: allos = anders) Reaktion des Körpers, bei der überempfindlich und krankhaft auf Umweltstoffe geantwortet wird.
Unter einer Allergie leidet heutzutage bereits jeder dritte Deutsche, oftmals schon von Kindesbeinen an. So leiden rund 20 Prozent der Kleinkinder unter drei Jahren an Neurodermitis, Nahrungsmittel-Allergie, Heuschnupfen oder Asthma. Früh auftretende Nahrungsmittelallergien bei Kindern sind ein Warnsignal für spätere allergische Erkrankungen. Experten haben festgestellt, dass bereits sechs Prozent aller Babys allergisch auf Hühnereiweiß reagieren. Im Alter von drei Jahren haben 46 Prozent dieser Kinder eine Hausstaubmilben-Allergie entwickelt, und im Alter von fünf Jahren leiden 40 Prozent von ihnen an Asthma. Ärzte sprechen dabei von einer «Allergie-Karriere» des Kindes. Eine frühzeitige und genaue Diagnose ist daher wichtig, um einer solchen Allergie-Karriere vorzubeugen oder eine bestehende Allergie rechtzeitig richtig zu behandeln.
In der «Hitliste» der Allergien steht die Pollenallergie mit dem Heuschnupfen an erster Stelle, gefolgt von allergischem Bronchialasthma sowie Neurodermitis, Hausstaub-, Nahrungsmittel- und Tierhaarallergien. Andere Hautreaktionen sind die Nesselsucht oder das Kontaktekzem (ausgelöst beispielsweise durch Nickel in Modeschmuck – siehe Seite 133).
Bereits die ersten Blütenpollen der Haselnuss, die ab Februar durch die Luft fliegen, setzen für Millionen Menschen eine monatelange Leidenszeit in Gang: Niesattacken, tränende Augen, Fließschnupfen oder gerötete Haut samt Juckreiz sind typische Anzeichen für eine allergische Reaktion ihres Organismus.

6. Wie arbeitet das Immunsystem?

Um zu verstehen, wie es zu einer Allergie kommt, ist es wichtig zu wissen, wie unser Immunsystem funktioniert. Von Geburt an verfügt der Mensch bereits über eine angeborene Immunabwehr. Die Fähigkeit unseres Organismus, zwischen körpereigenen und körperfremden Stoffen zu unterscheiden, ist lebensnotwendig. Mindestens eine Milliarde Abwehrzellen (von den 100 Milliarden Körperzellen insgesamt) sind ausschließlich dafür zuständig, körperfremde Stoffe zu erkennen und zu bekämpfen. Diese Selbstverteidigung wird als «Immunabwehr» oder «Immunität» bezeichnet. Doch sind die biochemischen Abläufe einer

Immunreaktion hoch kompliziert. Denn unser Immunsystem muss vom ersten Atemzug an täglich hinzulernen, um eine entsprechende «Abwehrtruppe» auszubilden. Es empfindet alle Eindringlinge, die der Körper nicht als Nahrung gebrauchen kann, erst einmal als Bedrohung. Deshalb werden unter Umständen eingeatmete Katzenhaare, Farbstoffe in Lebensmitteln oder Duftstoffe in Hautcremes als gefährliche Fremdstoffe (Antigene) registriert. Gegen diese «Feinde» werden Antikörper mobilisiert, zu denen auch die Fresszellen oder Killerzellen (Makrophagen / Phagozyten) gehören. Sie überwachen unseren Organismus, um körperfremde Stoffe aufzuspüren. Haben sie einen solchen Eindringling (Bakterium, Virus, Allergen) ausfindig gemacht, fressen und «verdauen» sie diesen Stoff, indem sie ihn in ihrem Zellinneren in viele winzige Einzelteile zerlegen. Anschließend präsentieren sie Bruchstücke des Allergens wieder auf ihrer Zelloberfläche. Sie können nun in Kontakt mit anderen Immunzellen treten und ihre Informationen weitergeben. Beispielsweise an die «Abwehrtruppe», die Lymphozyten (weiße Blutkörperchen), die zu T- Lymphozyten (T-Helferzellen) oder B-Lymphozyten heranreifen können und nun die bekannten körperfremden Stoffe aufspüren und bekämpfen. Die so «erworbene Immunabwehr» ist das zweite Bollwerk gegen die Erreger. Bei Säuglingen ist das Immunsystem noch unausgereift und wenig widerstandsfähig. Erst ab dem dritten Lebensmonat bildet sich das «Immungedächtnis» allmählich aus und ist abwehrbereit. Die B-Zellen sind in der Lage, je nach Bedarf, rund 100 Millionen Antikörper zu bilden und in die Blutbahn zu schicken. Für diese Mobilisierung benötigen sie allerdings – beim Baby wie beim Erwachsenen – fünf bis sieben Tage. Normalerweise geht der Kampf gegen Erreger in unserem Körper Tag für Tag unbemerkt vonstatten.

7. Was passiert im Immunsystem bei Allergikern?

Bei allergischen Erkrankungen reagiert das Immunsystem verkehrt: Es produziert heftige Abwehrreaktionen auch gegen «harmlose» Umweltfaktoren wie Nahrungsmittel oder Blütenpollen. Die T-Helferzellen, die für die Bekämpfung schädlicher körperfremder Substanzen (Antigene) verantwortlich sind, sorgen für die Bildung großer Mengen Abwehrstoffe (Antikörper) gegen an sich ungefährliche Stoffe. Haben die T-Helferzellen einen Fremdkörper erkannt, kommt es zu einer Kaskade

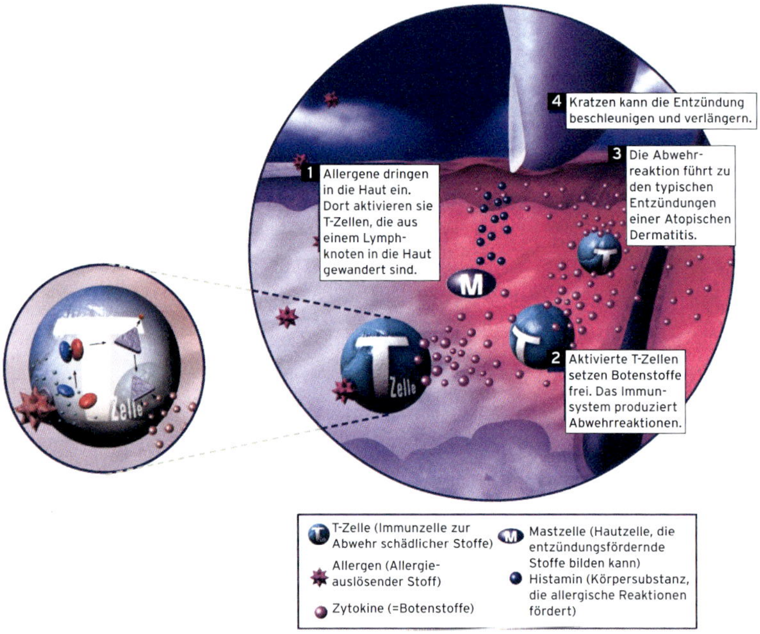

von Ereignissen und komplizierten biochemischen Abläufen im Körper, mit dem Ziel, den «Feind» zu vernichten. Eine wichtige Rolle für die Immunabwehr spielen auch die Langerhanszellen, die bei Neurodermitikern verändert sind. Sie zählen ebenfalls zu den Fresszellen und setzen mit Hilfe der T-Helferzellen Abwehrmechanismen in Gang.
Bei diesen Prozessen werden bei Allergikern große Mengen des Antikörpers Immunglobulin E (IgE) produziert. Die IgE-Antikörper verbinden sich wiederum mit den so genannten Mastzellen. Diese sensibilisierten Zellen sitzen vor allem in der Haut und den Schleimhäuten. Sie enthalten Botenstoffe (allergische Mediatoren), die nach ihrer Freisetzung zu den allergischen Symptomen führen. Besonders entzündungsfördernd ist dabei das Histamin, es ist der maßgebliche Botenstoff für Entzündungsreaktionen und den Juckreiz bei Neurodermitis. All diese komplizierten Vorgänge werden als «Sensibilisierungsphase» bezeichnet, die noch unbemerkt und ohne Symptome abläuft.
Kommt es jetzt zum Kontakt mit einer Substanz, die der Körper als «fremd» definiert, wie Blütenpollen,

Hausstaubmilben, Tierhaare, Nickel, Duft- und Konservierungsstoffe in Kosmetika, Latex oder bestimmten Nahrungsmitteln, könnten bereits allergische Symptome, wie Niesen, Fließschnupfen oder Hautekzeme, auftreten. Allerdings gehen allergischen Reaktionen in aller Regel mehrfache Allergen-Kontakte voraus.
Wird die oben genannte biochemische Kaskade nicht mit geeigneten Medikamenten (siehe Seite 52) unterbrochen, halten die allergischen Beschwerden an. Sie verschlimmern sich, können chronisch werden und beeinflussen die Lebensqualität negativ.

8. Welche Rolle spielt das Histamin?

Das Gewebshormon Histamin ist die Grundlage für allergische Erkrankungen. Es erweitert die Blutgefäße und steigert deren Durchlässigkeit. Außerdem löst es den quälenden Juckreiz aus. Weil es auch die Gefäßwände durchlässiger macht, schwellen Haut und Schleimhäute schnell an. Das sichtbarste Beispiel ist die Reaktion nach einem Insektenstich. Weil sich durch das Histamin auch die glatte Muskulatur an den Bronchien oder im Magen zusammenzieht, kommt es zu Atemnot oder zu Bauchkrämpfen.

9. Welche Rolle spielt das Immunglobulin E?

Immunglobuline sind körpereigene Eiweiße, die in der Lage sind, Fremdeiweiße abzuwehren. Auch das Immunglobulin E ist ein körpereigener Abwehrstoff, der Fremdsubstanzen bekämpft. Mediziner bezeichnen diesen Vorgang als Antikörper-Antigen-Reaktion. Bei einem Allergen-Kontakt erhöht sich auch der IgE-Wert im Blut. Meistens liegt dieser bei Neurodermitikern höher als der normale Wert. Dies lässt sich durch einen Bluttest (→ Allergietest, Seite 29) nachweisen. Die IgE-Werte werden in Einheiten (= Units) pro Liter Blut (= l) angegeben. Normalerweise liegt der Wert bei Erwachsenen um 150 U/l. Bei Säuglingen und Kindern kann er altersgemäß schwanken. So kann der IgE-Wert bis zu 500 U/l bei Sieben- bis Zehnjährigen betragen. Ein Wert zwischen 100 bis 120 U/l gilt noch als unbedenklich, ein Wert zwischen 300 und 500 U/l als kritisch. Orientierende Allergie-Tests sind dann ratsam, um eine mögliche Atopie abzuklären. Denn in dem Fall ist auch die Bereitschaft, ein Hautekzem zu entwickeln, vorhanden.

10. Warum treten Allergien schon im Säuglingsalter auf?

Da sich das Immunsystem von Kindern nach und nach entwickeln muss und auch ihre Darmschleimhaut (→ Darmflora, Seite 70) noch sehr dünnwandig und daher durchlässiger als die von Erwachsenen ist, gelingt es Fremdstoffen leichter, in den Organismus einzudringen. Das Hauptallergen für Kinder ist Kuhmilcheiweiß, weil dies meist das erste Fremdeiweiß ist, mit dem ihr Organismus über die Ernährung (Milchfertignahrung) in Kontakt kommt. Durch den Verdauungsvorgang wird das Eiweiß normalerweise in kleine Bestandteile zerlegt und über die Darmschleimhaut problemlos aufgenommen. Doch disponierte Kinder können mit allergischen Symptomen reagieren, wenn das Fremdeiweiß (Antigen) das Abwehrsystem zur Bildung von Abwehrstoffen, den Immunglobulinen, anregt. Weil die meisten Fremdstoffe Eiweiße sind, stellen sie für Menschen, die zu allergischen Reaktionen neigen, das potenziell größte Risiko dar. Ob es sich dabei um tierisches (in Kuhmilch und Hühnereiweiß) oder um pflanzliches Eiweiß (in Soja und Erdnüssen) handelt, spielt keine Rolle. Das Immunsystem reagiert allergisch bei einer bestehenden Disposition.

Um die kindliche Abwehr zu stärken, ist es wichtig, den Säugling möglichst lange zu stillen. Je länger gestillt wird (Experten empfehlen mindestens drei, besser sechs Monate), desto mehr Antikörper kann der kindliche Organismus von der Mutter aufnehmen. Denn in der Muttermilch sind nicht nur alle wichtigen Nährstoffe enthalten, die ein Baby für sein Wachstum benötigt, sondern es wird auch mit Immunglobulinen versorgt, die seine Abwehr mobilisieren und es vor Infektionen schützen. Ab dem dritten Lebensmonat ist der kindliche Organismus in der Lage, selbst allmählich den eigenen Immunschutz aufzubauen. Die Immunglobuline der Mutter werden langsam aufgebraucht und durch eigene ersetzt. Reagieren Kinder beim Zufüttern von Milchnahrung allergisch, ist die Umstellung auf «Hypoallergene Milchnahrung» eine Alternative, um keine Abwehrreaktionen zu provozieren(→ Ernährung, Seite 124).

11. Welche «Eintrittspforten» für Allergene gibt es?

Antigene können über die Atmung (Blütenpollen, Umweltgifte, Hausstaub, Schimmelpilze), über Nahrungsmittel (Kuhmilch, Hühnereiweiß, Erdnüsse, Fisch, Zitrusfrüchte) oder durch Hautkontakt (Waschmittel, Pflegecremes, Modeschmuck) in den Organismus gelangen und heftige Abwehrreaktionen an den Bronchien, auf der Haut oder im Darm auslösen. Das Problem dabei: Unser Immungedächtnis merkt sich diese Fremdstoffe. Kommt es erneut zu einem Kontakt mit dem Antigen, reagiert der Organismus wiederum «allergisch», und dies jedes Mal heftiger. Es kommt zur vermehrten Ausschüttung von Histamin (→ Juckreiz, Seite 24) und anderen Botenstoffen, die Juckreiz, Schmerzen und Entzündungsreaktionen hervorrufen. Weil auch bestimmte signalvermittelnde Nervenbotenstoffe (Neuropeptide) vermehrt in die Haut wandern, nehmen Experten an, dass auch Gefühlsregungen Einfluss auf andere Zellen und deren Veränderungen in der Haut haben. Unser Nervensystem reagiert auf Freude, Stress und Wut mit einer Aktivierung bestimmter Hormone (Stresshormone, Glückshormone). Diese Regungen werden auch an die Hautnerven weitergeleitet. Jene wiederum aktivieren die Botenstoffe, die an einer Ekzembildung beteiligt sind.

12. Überempfindlichkeit: Vererbt oder erworben?

Eine familiär auftretende Immunreaktion, die auch als Atopie bezeichnet wird, ist auf eine Überempfindlichkeit zurückzuführen. Diese Sensibilität ist erblich bedingt. Ob Kinder oder Kindeskinder eines Tages zu den Atopikern zählen werden oder an einer Allergie erkranken, kann heute frühzeitig – durch den Test von Nabelschnurblut auf Antikörper vom Typ E – ermittelt werden.
Hausstaub, Schimmelpilze, Tierhaare und Federn enthalten vielerlei Allergene, die eingeatmet oder durch Hautkontakt krank machen können. Bei den Nahrungsmitteln sind es vor allem das Eiweiß in Kuhmilch, Hühnereiern, Fisch und Schalentieren. Doch auch in Äpfeln und Steinobst, Nüssen, Tomaten, Sellerie, Petersilie, Kiwis, Mandeln, Pfirsichen, Aprikosen und Spinat sind potenzielle Allergene verborgen.

13. Warum juckt die Haut?

Der oftmals unerträgliche Juckreiz ist eine besonders quälende Begleiterscheinung der Neurodermitis. Einige Faktoren, die den Juckreiz verursachen, sind bekannt: Körpereigener Auslöser ist das Gewebshormon Histamin, äußerlich können beispielsweise Hitze oder kratzige Kleidung verstärkend wirken. Man weiß, dass es bestimmte Rezeptoren (Wahrnehmungsstellen) auf der Haut für Empfindungen wie Schmerz, Streicheln, Wärme und Kälte gibt. Die eigentlichen Abläufe für das Entstehen des Juckreizes sind allerdings nach wie vor unbekannt. Es gibt Erklärungsversuche, die besagen, dass Juckreiz und Schmerz über dieselben Rezeptoren und Nervenbahnen ausgelöst werden, und zwar an den dünnen Strängen der Nervenbündel, die Bestandteile der Nervenbahnen sind. Eine Schmerzwahrnehmung in Form von Brennen wird häufig von einem heftigen Juckreiz begleitet. Den Juckreiz empfinden wir nur an unserer äußeren Hautschicht (→ Aufbau der Haut, Seite 35) und an den Schleimhautgrenzen der Lippen, der Genital- und der Analregion. Innere Organe und die Schleimhäute selbst jucken nicht. Wenn bei Heuschnupfen der Gaumen kribbelt, liegt das daran, dass sich dort keine hautnahe, sondern eine Übergangsschleimhaut befindet. Wann das Jucken in Schmerz übergeht, wird individuell verschieden empfunden. Weil Juckreiz und Schmerz eng zusammenhängen, wird der Juckreiz manchmal auch als «kleiner Bruder des Schmerzes» bezeichnet.

Hautforscher der Technischen Universität München haben herausgefunden, dass es spezielle «Jucknerven» gibt, die ihre Impulse vom Gehirn erhalten. Durch Injektionstests mit Histamin wurde mit Hilfe eines radiologischen Verfahrens (Positronen-Emissions-Tomographie: PET) ermittelt, dass bestimmte Bereiche im Gehirn durch die Histamin-Spritze aktiviert werden. Die Forscher stellten fest, dass daraufhin vom Gehirn der Befehl «Kratzen» ausgesendet wird. In weiterführenden Studien soll nun erforscht werden, welche Hirnregionen ausschließlich für den Juckreiz zuständig sind. Dies würde neue Ansatzpunkte für eine gezielte Therapie gegen das Jucken ermöglichen. Positive Ansätze, die juckende Haut schnell zu beruhigen, sind mit den neuen, kortisonfreien Cremes gegeben, die als Immunmodulatoren bezeichnet werden (→ Medikamente, Seite 61).

14. Weshalb erleichtert Kratzen?

Wenn die Haut kribbelt oder juckt, geht dem immer ein Reiz voraus. Jeder kennt das: Ob es ein Kitzeln mit einem Grashalm oder ein nachhaltiges Kribbeln ist, wenn unsere Haut zart berührt wird – wir empfinden dies bis zu einem gewissen Punkt als angenehm. Dieses Gefühl kann jedoch schnell in eine lästige oder quälende Empfindung umschlagen. Als Reflex-Reaktion stoßen wir die Hand, die uns zu heftig kitzelt, weg oder reiben die Stelle, auf der uns ein Grashalm berührt hat, um wieder ein neutrales Hautgefühl herzustellen. Neurodermitiker empfinden den Juckreiz immer als unangenehm und quälend, denn er fordert (Abwehr-)Reaktionen heraus wie Reiben, Scheuern und Kratzen. Besonders dann, wenn die Hautkranken ihre Haut so aufkratzen, bis sie schmerzt und blutet, fühlen sie sich durch den Juckreiz bis zur Unerträglichkeit gequält. Viele verspüren aber trotz Schmerzen nach einer Kratzattacke eine gewisse Erleichterung und Entspannung (→ Psyche, Seite 83).

Bei Neurodermitis greifen unterschiedliche endogene (= von innen) und exogene (= von außen) Auslösemechanismen für den Juckreiz ineinander und beeinflussen sich oftmals gegenseitig. Weil diese teils komplizierten immunologischen Abläufe bei jedem Neurodermitiker sehr individuell sind, wird der Juckreiz auch unterschiedlich stark empfunden. Grundsätzlich ist Juckreiz ein Alarmsignal, das unsere Haut aussendet. Weil die psychische Schwelle für ein angenehmes oder unangenehmes Empfinden bei jedem Menschen unterschiedlich ist, reagieren die einen schneller, die anderen langsamer mit der Abwehrreaktion Kratzen. Wann diese so genannte «Juckreizschwelle» überschritten wird, ist sowohl von der psychischen Situation als auch von der körperlichen Verfassung jedes einzelnen Neurodermitikers abhängig. Bei manchen Betroffenen entsteht der Juckreiz schon, wenn sie nur daran denken. Ziel einer Therapie ist es daher, den Teufelskreis von Juckreiz, Kratzen und Schmerz zu durchbrechen.

15. Was sind die Auslöser von Juckreiz?

Zu den exogenen Auslösern des Juckreizes zählen unter anderem Umwelt-Allergene wie Blüten- und Gräserpollen, Hausstaub, Färbemittel, Parfum und Duftstoffe, aber auch ein Sonnenbrand, sehr trockene Haut, bestimmte Medikamente und Nahrungsmittel (scharfe Gewürze, heiße Getränke) sowie Stoffe, die von Insekten und Parasiten (Läusen, Flöhen) stammen. Schweiß (durch zu enge Kleidung, heiße Bäder, Sauna, Sport), der Wechsel von starker Hitze zu Kälte sowie seelische Spannungszustände tragen ebenfalls dazu bei, dass die Haut verstärkt juckt. In den meisten Fällen geht dem Juckreiz eine Entzündung voraus, die aus dem eige-

Gräser

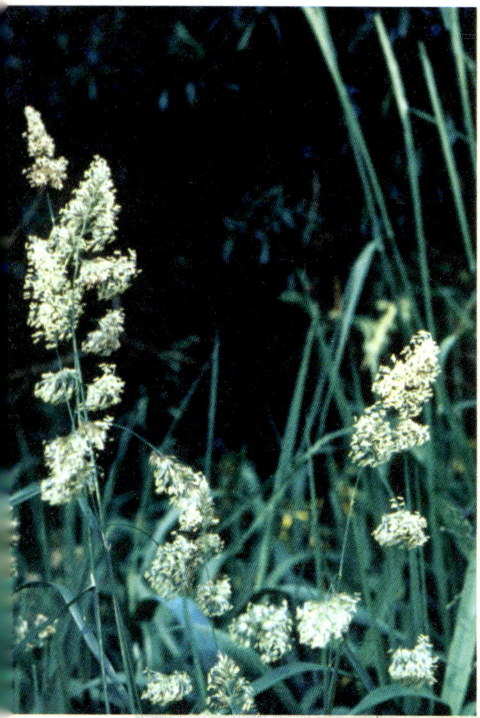

Einzelne Gräserpolle

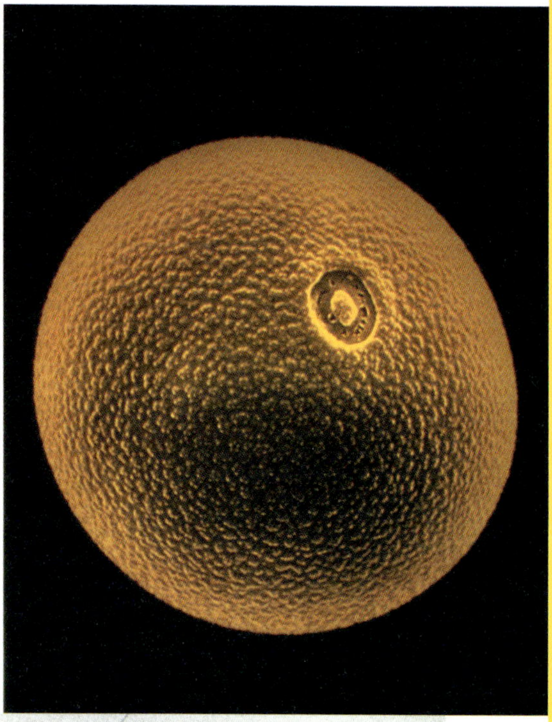

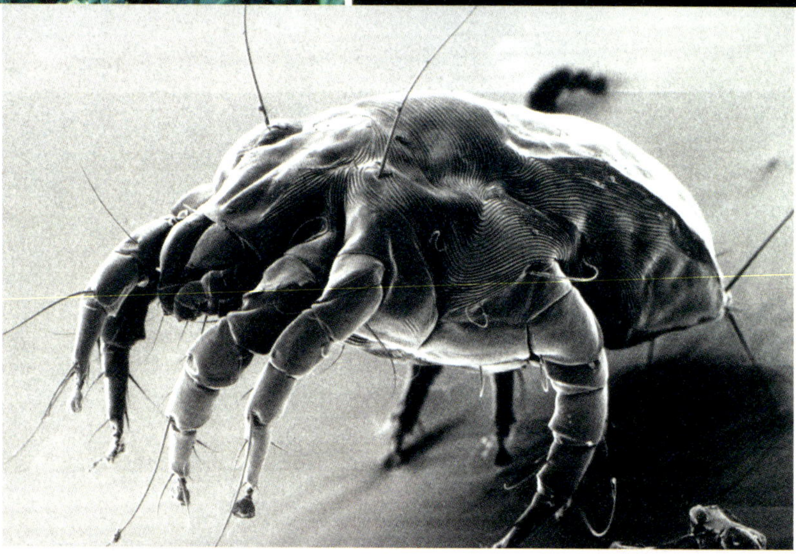

Hausstaubmilbe

nen Abwehrsystem (Immunsystem) heraus entsteht. So können immunologische Botenstoffe der Entzündungszellen, wie das Histamin, den Juckreiz erzeugen. Durch dieses Gewebshormon erweitern sich die Blutgefäße in den oberen Hautschichten. Es kommt zu einer Rötung (Erythem). Hinzu kommt noch die Bildung von Entzündungsflüssigkeit, die zu Schwellungen und nässenden Flächen (Ekzem) führt. Zudem können bestimmte Eiweißbestandteile aus den Fresszellen (Phagozyten) den Juckreiz auslösen und die Entzündung verstärken. Die zusätzliche Ausschüttung von Neuropeptiden, die direkt auf die Nervenendigungen zielen, setzen ähnliche Mechanismen für den Juckreiz in Gang.
Mit dem Wundheilungsprozess ist wiederum ein ganz normaler Juckreiz verbunden, der von Neurodermitikern oftmals allerdings als besonders unangenehm empfunden wird.

16. Wie mit dem Juckreiz umgehen?

Für Kinder ist der quälende Juckreiz besonders schlimm. Eltern, Geschwister und Großeltern leiden mit, wenn die Haut nach einer Kratzattacke blutige Spuren zeigt oder Schlafanzug und Bettzeug morgens

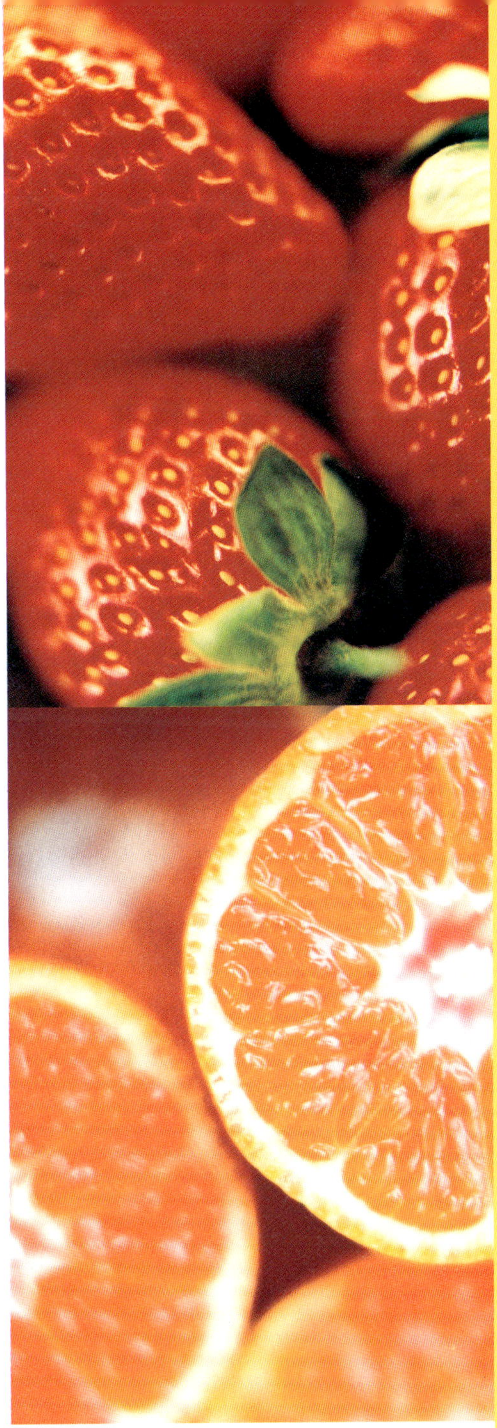

Auslöser von Juckreiz können Allergene in Erdbeeren oder Zitrusfrüchten sein

Blutspuren aufweisen. Aktivität und Stress können den Juckreiz steigern. Das kann bei Kleinkindern anhaltendes Toben beim Spielen sein oder seelischer Stress bei dem Kampf um ein Spielzeug. Solange das Kind in Aktion ist, wird es vom Jucken und Kratzen abgelenkt, in der darauf folgenden Ruhepause macht sich der Juckreiz dann oftmals noch stärker bemerkbar. Fühlen sich Kinder oder Erwachsene mit Neurodermitis seelisch überfordert (beim Lernen, bei der Erledigung von beruflichen Aufgaben oder bei der Organisation des Alltags), kann sich der Juckreiz ebenfalls verschlimmern und der Hautzustand verschlechtern. Die nervliche (vegetative) Belastung sollte daher so ausgewogen wie möglich sein. Das Jucken ist ein Stressfaktor, der durch Kratzen abgebaut wird, oftmals so lange, bis sich Schmerz einstellt. Dabei kommt es zu einer Erschöpfung der Entzündungsstoffe in der Haut, und der Juckreiz hört auf. Auch bei den Betroffenen ist dann ein Erschöpfungszustand erreicht, bis sich der Teufelskreis «Jucken–Kratzen–Schmerz–Erschöpfung» erneut einstellt. Deswegen ist es wichtig, häufiger Pausen einzulegen und Ruhe in den bewegten (Kinder-)Alltag zu bringen, um für Ausgeglichenheit zu sorgen. So können beispielsweise Rituale vor dem Schlafengehen hilfreich sein, um einen abwechslungsreichen Tag langsam hinter sich zu lassen. Es ist sinnvoll, das Kind oder sich selbst mit Tätigkeiten abzulenken, die Spaß machen und die Aufmerksamkeit fesseln (→ Psyche, Seite 84). Feuchte oder kühle Verbände mit Eiswürfeln, Kühlsalben oder Kühlkissen tragen zur Entspannung bei, weil sie helfen, den Juckreiz abzumildern und das Kratzen zu umgehen. Ähnliche Effekte lassen sich mit speziellen Hautcremes, Schüttelmixturen und Badezusätzen, denen juckreizstillende Wirkstoffe zugesetzt sind, erzielen (→ Hautpflege, Seite 38). Natürlich ist auch bei der Bekleidung darauf zu achten, dass glatte, kühle Materialien (Baumwolle, Viskose) oder Wäsche aus Spezialmaterialien (→ Adressen & Tipps, Seite 137) bevorzugt werden, in denen die Haut nicht schwitzt. Spezielle Schlafanzüge für Babys und Kleinkinder mit Neurodermitis haben eingearbeitete Fäustlinge, die verhindern, dass sich das Kind im Schlaf blutig kratzt (→ Kleidung, Seite 118).

17. Welche Diagnose-Methoden gibt es?

Um eine Neurodermitis festzustellen, wird der Arzt (Kinder-, Hautarzt, Allergologe) folgendermaßen vorgehen: Zuerst wird er die Krankengeschichte (Anamnese) des

Patienten aufnehmen und nach vorhandenen Allergien in der Familie fragen. Es wird ein umfangreicher Allergie-Fragebogen ausgefüllt, wobei der Arzt auf die Mithilfe der Eltern und der betroffenen Erwachsenen angewiesen ist. Ein ganz wichtiges Diagnose-Instrument ist die Selbstbeobachtung. Wenn Sie oder Ihr Kind nach dem Genuss von Erdbeeren ein Brennen im oder um den Mund feststellen, sich dieses Areal rot verfärbt und auch noch heftig juckt, besteht mit hoher Wahrscheinlichkeit eine Nahrungsmittelallergie vom Soforttyp auf Erdbeeren. Wenn eine Niesattacke auf einen Spaziergang durch ein Birkenwäldchen folgt, liegt die Diagnose «Pollenallergie» nahe – sollten Sie solche Reaktionen kennen, müssen Sie Ihren Arzt darüber informieren.

Dann wird der Arzt durch verschiedene Testmethoden versuchen, den Auslösern auf die Spur zu kommen. Dies kann durch einen Labortest, bei dem eine Blutprobe im Labor analysiert wird, geschehen oder durch Haut- und/oder Provokationstests erfolgen. Da bei der Neurodermitis viele Faktoren als Auslöser in Frage kommen, sind oftmals eine ganze Reihe von Tests erforderlich. Grundsätzlich gilt jedoch: Die Aussage eines Tests ist nur so gut wie der Arzt, der ihn beurteilt. Und: Ein Test kann immer nur ein Diagnose-Baustein sein, um die Auslöser einer allergischen Reaktion zu ermitteln.

18. Welche Allergietests eignen sich für wen?

Bluttest: Bei Säuglingen und Kleinkindern wird sich der Arzt eher eines Bluttests (Radio-Immuno-Sorbens-Test = RIST) bedienen, um den Gesamt-IgE-Wert und den spezifischen IgE-Wert (Radio-Allergo-Sorbens-Test = RAST) zu ermitteln. Letzterer ermöglicht es, ganz bestimmte Allergene nachzuweisen. Aber nicht bei jedem Neurodermitiker sind die IgE-Werte erhöht. Bei Jugendlichen liegt der Wert bei bis zu 450 U/l (siehe Seite 21), bei Kindern ist er altersabhängigen Schwankungen unterlegen, weshalb oftmals doch verschiedene Hauttests notwendig werden:

Reibtest: Bei Menschen, die äußerst sensibel auf Allergene reagieren, kann das unverdünnte Allergen bereits durch bloßes Reiben auf der Haut identifiziert werden. Die Innenseite des Unterarms ist hierfür besonders geeignet. Tierhaare oder Nahrungsmittel können somit bereits nach wenigen Minuten als Auslöser für eine Allergie entlarvt werden. Da dieser Test wenig belastet, wird er ebenfalls gerne bei Kindern angewendet.

Epikutantest, auch Pflaster-, Läppchen- oder Patchtest genannt. Er wird am häufigsten bei Jugendlichen und Erwachsenen eingesetzt. Spezielle Pflasterstreifen werden mit 26 verschiedenen Testsubstanzen (standardisierte Allergene in verdünnter Form) beträufelt und auf den Rücken des Patienten geklebt. Reagiert die Haut mit Rötung, Jucken, Bläschen- oder Quaddelbildung, ist ein Kontaktekzem entstanden. Die allergische Reaktion stellt sich nach zwei bis vier, maximal aber nach acht Tagen ein und gehört damit zum Spättyp. Erst dann wird der Test vom Arzt «abgelesen». Bei Kleinkindern werden zunächst nur wenige Substanzen getestet, dazu gehören die vier bis fünf gängigsten Allergene, wie Pollenstaub, Nickel, Nüsse und Parfümstoffe.

Pricktest (Stichtest), für Jugendliche und Erwachsene. Hierbei wird ein Tropfen des Allergenextraktes auf die Innenseite des Unterarms oder auf den Rücken getropft. Durch den Tropfen wird mit einer Spezialnadel in die Haut gestochen. Bei speziellen Lanzetten befindet sich auf deren Spitze bereits das Extrakt. Nach etwa 20 bis 30 Minuten kann das Ergebnis abgelesen werden. Um verzögerte Reaktionen zu ermitteln, sollte nach sechs und 24 Stunden nochmals nachgeschaut werden. Je stärker die Hautreaktion (wie beim Epikutantest), desto deutlicher ist der Hinweis auf eine Sensibilisierung.

Scratchtest (Kratz-oder Ritztest) für Kinder, Jugendliche und Erwachsene. Dabei werden Allergenlösungen auf die Haut aufgetragen, und anschließend wird diese oberflächlich angeritzt. Allerdings wird dieser Test nur noch selten – überwiegend bei bestimmten Nahrungsmittelallergien – verwendet, weil es zu Überreaktionen kommen kann. Die Hautverletzung ist größer und schmerzhafter als der kleine Stich beim Pricktest.

Intrakutantest für Jugendliche und Erwachsene. Hier wird die verdünnte Lösung mit dem Allergen direkt in die Haut gespritzt. Auch dieser Test wird nicht mehr sehr häufig angewendet. Er ist vor allem dann hilfreich, wenn ein Allergieverdacht bestätigt werden soll, weil andere Tests nicht aussagekräftig genug waren.

Provokationstest für Jugendliche und Erwachsene. Dieser Test ist nicht ungefährlich, weil das verdächtige Allergen direkt auf die reizempfindliche Schleimhaut von Nase, Augen oder Bronchien gebracht wird (durch Nasenspray, Tropfen, Inhalation). Es wird entweder vom Patienten geschluckt oder ihm injiziert, um ganz gezielt bestimmte Allergene (Nahrungsmittel, Schimmelpilze, Hausstaub) zu testen. Der Allergologe, der diesen Test anwendet, sollte sehr erfahren sein. Auch muss er entsprechende Gegenmaßnahmen einleiten können, falls es zu einem lebensbedrohlichen allergischen Schock kommt. Oft werden diese Tests stationär in Kliniken durchgeführt, die auf Allergie-Diagnostik für schwere Fälle spezialisiert sind.

Tipp: **Wer sich vor einem Allergietest beim Arzt informieren will, ob es Hinweise auf eine Veranlagung zu einer Atopie gibt, um das Risiko für eine Neurodermitis abzuschätzen, kann im Internet fündig werden. Dort wird der Erlanger Atopie-Test unter der folgenden Adresse angeboten: www.dermis.net/cgi-bin/atopiefrage/erster.asp Das Ergebnis (Atopie-Score) wird mit Studienergebnissen der Universität Erlangen verglichen, damit die Bedeutung des jeweiligen persönlichen Werts verständlicher wird.**

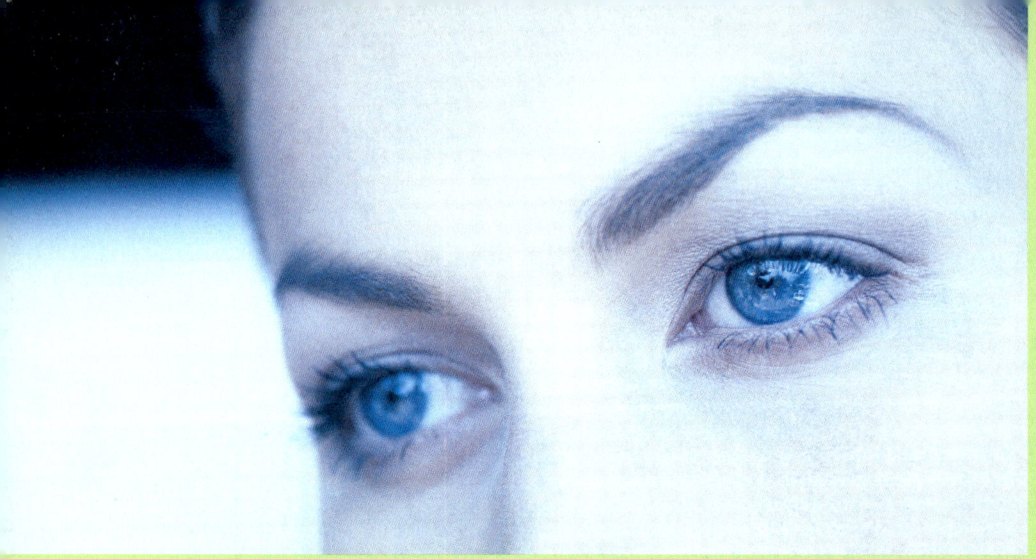

Hautpflege

Was Sie für Ihre Haut tun können

Grundlagen

Die richtige Hautpflege ist das A und O für die kranke Haut. Doch das ist leichter gesagt als getan. Es ist durchaus normal, dass erst etliche Cremes und Salben ausprobiert werden müssen, bis etwas Passendes gefunden wird, was der geschundenen Haut gut tut. Meistens reicht nur ein Präparat auf Dauer nicht aus, und die weitere Suche kann deswegen streckenweise frustrierend sein. Besonders wenn – vor allem bei kleinen Kindern – ein Punkt erreicht wird, an dem gar nichts mehr hilft. Dann heißt es viel Geduld und Durchhaltevermögen beweisen. Neurodermitiker sind ihre eigenen «Versuchskaninchen» und können nur allmählich zum Experten für ihre individuelle und sich verändernde Hautbeschaffenheit werden. Deshalb ist es wenig erfolgversprechend, Salben auszuprobieren, die bei anderen Betroffenen gut anschlagen. Die Erfahrungen der Hautärzte tragen entscheidend dazu bei, dass nicht zu lange herumprobiert werden muss. Aber auch das sollten Sie wissen: Bis eine Creme oder Salbe eine positive Wirkung zeigt, können einige Tage vergehen. Der spontane Besserungseffekt ist bei dieser Hautkrankheit so gut wie nicht gegeben.

19. Wie funktioniert und schützt uns unsere Haut?

Mit etwa zwei Quadratmeter Fläche und einem Gewicht von rund 14 Kilogramm ist die Haut das größte Organ des Menschen. Sie umgibt uns wie ein Schutzmantel und grenzt uns von der Außenwelt ab. Sie gilt aber auch als »Spiegel der Seele»: Ärger, Wut, Freude, positiver oder negativer Stress lassen die Haut erröten, sich zur Gänsehaut zusammenziehen und «vibrieren». Nicht zuletzt ist sie das wichtigste Sinnesorgan, mit dem wir Berührungen wie Streicheln oder Kratzen, Druck, Schmerz und Temperatur wahrnehmen. Bereits Säuglinge genießen Streicheleinheiten auf ihrer Haut als lustvollen Kontakt zur Mutter. Und auch Erwachsene empfinden das Massieren und Streicheln der Haut als entspannend und anregend zugleich. Alle diese Reize, die unsere Haut über zahlreiche Rezeptoren wahrnimmt, werden an das zentrale Nervensystem weitergeleitet. Und dieses signalisiert dann «angenehm» (streicheln) oder «unangenehm» (Schmerz, Juckreiz). Das «Multitalent Haut» ist ständig mit sich beschäftigt. Es arbeitet – für unseren Blick überwiegend unsichtbar – immer in diesen drei Schichten: **Oberhaut** (Epidermis), **Lederhaut** (Dermis, Cutis oder Corium) und **Unterhaut** (Subcutis). Auch als Klimaanlage funktioniert unsere Haut perfekt, so dass wir eine ausgeglichene Körpertemperatur haben. Die Temperatursensoren der Haut sorgen dafür, dass bei Kälte die Durchblutung reduziert wird, damit unser Körper nicht zu viel Wärme abgibt und wir auskühlen. Bei Hitze dagegen weiten sich die Blutgefäße und strahlen Wärme ab. Über die Schweißdrüsen wird unsere Körpertemperatur reguliert, denn durch die entstehende Verdunstungskälte wird die Haut gekühlt.

Die Oberhaut dient als die äußere Abgrenzung des Körpers zur Umwelt, die je nach Hautregion unterschiedlich dick ist. Sie bildet auch die Hornhaut, die aus abgestorbenen Hautschüppchen besteht. Wo viel Hornhaut oder Fett unter der Haut sitzt, zum Beispiel an den Fußsohlen oder am Bauch, ist unsere Haut dicker, auf den Handrücken ist sie dagegen sichtbar dünner. Die Hornhaut ist nicht nur eine wirksame Barriere gegen Umwelteinflüsse wie Hitze und Kälte, sie widersteht auch Druck und Reibung und schützt vor Verletzungen. Sie blockt Krankheitserreger ab, so dass diese nicht in tiefere Hautschichten eindringen können. Der Säureschutzmantel aus Schweiß und Talg wirkt zudem wie eine zusätzliche Schutzbarriere.

20. Wie arbeiten Ober-, Leder- und Unterhaut zusammen?

Die Hornschicht der **Oberhaut** (Epidermis) besteht aus einzelnen Hornzellen, die durch Fette (Lipide) und Wasser (Schweiß) miteinander verbunden sind. Sie bilden den schützenden «Hydrolipidfilm», der die Haut vor Austrocknung bewahrt – ähnlich wie eine Mauer, die mit Mörtel zusammengekittet ist. Diese Horn-Fett-Barriere sorgt dafür, dass sich der Wasserverlust aus der Hornschicht in Grenzen hält, die Haut geschmeidig bleibt und Krankheitserregern das Eindringen erschwert wird. Daher rührt auch die Fähigkeit der Haut, kleine Risse von selbst zu schließen.

Die auf dieser Schicht lebenden, ungefährlichen Bakterien sowie die Hautfette bilden den natürlichen, leicht sauren Schutzmantel mit einem pH-Wert zwischen 5 und 6, der für das physiologische Gleichgewicht der Haut von entscheidender Bedeutung ist. Außerdem lagern sich auf dieser Oberfläche in einem Zyklus von 28 Tagen verhornte, tote Hautschüppchen ab, um den aus den unteren Hautschichten stetig nach oben wandernden neuen Zellen Platz zu machen. In der Oberhaut sitzen auch die Langerhanszellen, die als Abwehrzellen eine wichtige Funktion haben (siehe Seite 20).

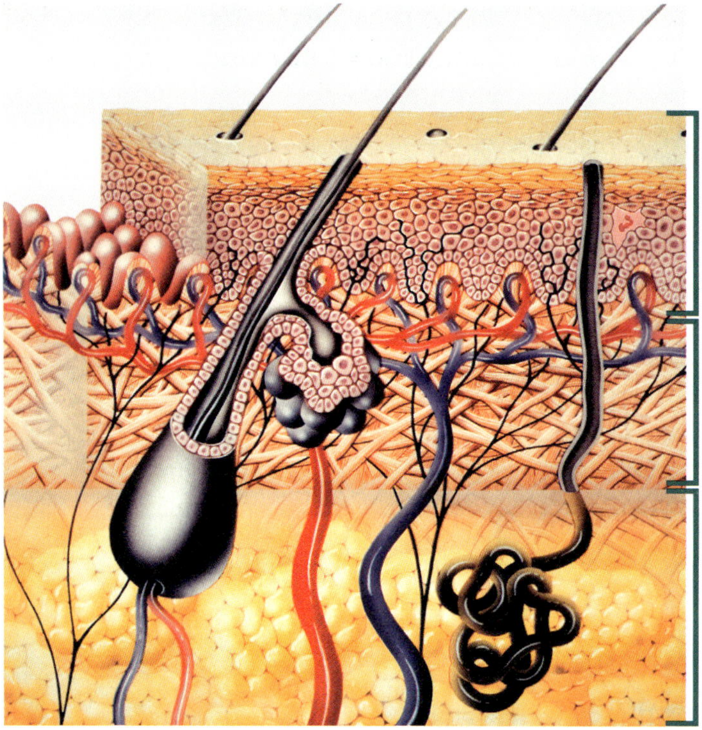

Die **Lederhaut** (Cutis, Corium) ernährt die Oberhaut. Sie besteht insbesondere aus Bindegewebe, das für den Halt und die Elastizität unserer Haut verantwortlich ist. Im oberen Teil sitzen die Zellen, Nerven und Gefäße, im mittleren Teil die elastischen, gitterartigen Kollagen-Fasern. Durch ihre netzartige Verflechtung bleibt die Haut straff und reißt nicht. Diese elastischen Faserbündel im Bindegewebe sorgen dafür, dass sich unsere Haut, auch bei starken Dehnungen, nicht dauerhaft verzieht.

Die Plasma- und Mastzellen, die ebenfalls im Bindegewebe angesiedelt sind, haben eine wichtige Bedeutung im Zusammenhang mit der Bereitschaft des Menschen, eine Sensibilisierung auf Allergene zu entwickeln. Denn die Mastzellen sind Speicher für biologisch aktive Substanzen wie Histamin, und sie spielen eine tragende Rolle bei der Entstehung allergischer Reaktionen, die sich als Rötung, Quaddelbildung oder heftiger Juckreiz äußern können. Weiterhin sorgt ein Netz feiner Blut- und Lymphgefäße dafür,

dass die Lederhaut immer gut durchblutet und ernährt wird und dass Schlackenstoffe abtransportiert werden. Außerdem ist sie in der Lage, viel Wasser aufzunehmen und zu binden. Das macht das jugendlich frische Aussehen der Haut aus. In der Lederhaut sitzen alle Empfindungs- und Druckpunkte, die Gefühle von Kälte, Wärme, Schmerz oder Juckreiz registrieren und weiterleiten. Und die Nervenbahnen, die unsere Sinneszellen aktivieren, sind dort ebenfalls angesiedelt. So wird Streicheln als angenehm, Stöße und Juckreiz (→ Juckreiz, Seite 83) werden eher als unangenehm empfunden. Außerdem sitzen hier die Talg- und Schweißdrüsen sowie die Haarwurzeln.
Die **Unterhaut** (Subcutis) dient als Flüssigkeits- und Fettspeicher und schützt vor Stößen sowie Erschütterungen. Ihre Fettschichten isolieren gegen Kälte und modellieren unsere Figur. In das lockere Bindegewebe sind die Fettzellen eingelagert. Ob jemand eher schlank oder mollig wirkt, hängt in erster Linie von der Dicke des Unterhautzellgewebes ab, die wiederum von der Ernährung bestimmt wird. Denn in der Unterhaut werden die Fettspeicher für Notfälle angelegt sowie Nährstoffe und Flüssigkeit hin- und hertransportiert.

21. Welche Produkte sind wichtig für die Hautpflege?

Weil Neurodermitiker-Haut sehr trocken ist, benötigt sie Pflegeprodukte, die einerseits viel Feuchtigkeitssubstanzen enthalten. Diese sind in der Lage, das Wasser in der Oberhaut zu binden. Andererseits braucht die gereizte Haut auch fetthaltige Substanzen, damit das Wasser nicht zu schnell verdunstet und die Haut nicht austrocknet.
Sind die richtigen Präparate gefunden, ist damit noch lange nicht gesagt, dass diese über einen langen Zeitraum hinweg auch verträglich und wirksam bleiben. Denn die Haut gewöhnt sich im Laufe von Monaten und Jahren an eine Creme und wird womöglich gegen ihre Wirkung resistent. Daher kann es durchaus notwendig werden, irgendwann ein Präparat durch ein anderes zu ersetzen. Doch generell gilt: Alles, was der Haut hilft und gut verträglich ist, sollte beibehalten werden!

22. Warum sollten verschiedene Produkte benutzt werden?

Weil sich der Zustand der Haut bei Neurodermitikern häufig verändert, reicht nur ein Pflegepräparat oftmals nicht aus. Je nachdem, ob sich die Haut in einem akuten Entzündungsschub befindet, dieser ausklingt oder ob die Hauterkrankung in die chronische Phase eingetreten ist, muss die Haut eine jeweils entsprechende Pflege erhalten. Dazu eignen sich fetthaltige Salben, auf der Basis Wasser-in-Öl (W/O) und feuchtigkeitshaltige Cremes auf der Basis Öl-in-Wasser (O/W), Schüttelmixturen sowie eine Basispflege für jeden Tag (siehe Seite 43). Es eignen sich grundsätzlich:

- → Fetthaltige Salben für sehr trockene und rissige Haut,
- → Creme, Emulsion, Lotion oder Milch mit einem geringeren Fettanteil,
- → Schüttelmixturen (für feuchte Umschläge bei stark juckender Haut), die aus einer Kombination von festen und wässrigen Anteilen bestehen,
- → Salben und Cremes mit Cortison-Ersatzstoffen. Dazu zählen hauptsächlich Bufexamac, Cardiospermum, Harnstoff (Urea), Ichthyol und Teerpräparate.
- → Die neuen Immunmodulatoren Tacrolimus und Pimecrolimus stellen seit 2002 eine Variante bei der Behandlung der kranken Haut dar (→ Medikamente, Seite 61).

Ist die Haut zusätzlich durch Bakterien oder Pilze infiziert, muss eine Behandlung gegen diese Infektionen mit antibiotischen oder pilzhemmenden (antimykotischen) Präparaten erfolgen.

Hautärzte raten:

Feucht auf feucht, fett auf trocken! Bei nässenden, entzündeten Hautstellen lieber eine O/W-Emulsion auftragen. Diese kühlt und befeuchtet die gereizte, trockene Haut besser als eine fetthaltige Creme. Generell ist eine feuchtigkeitshaltige Creme im Sommer besser geeignet als eine fetthaltige, da die Haut sonst zu sehr schwitzt und der Juckreiz sich verstärken kann.

23. Kann zu viel Wasser der Haut schaden?

Jeder Kontakt mit Wasser entzieht der Haut Feuchtigkeit und Fett! Das tägliche Waschen mit dem Waschlappen reicht daher aus, und es gilt nach der Devise zu handeln: Weniger ist mehr. Es genügt vollkommen, Kinder und Babys ein- bis zweimal pro Woche zu baden, denn gerade die Babyhaut ist noch unausgereift und wegen ihrer geringfügigen Hautfette nicht so widerstandsfähig gegen äußere Einflüsse. Lauwarmes Wasser ist besser als zu heißes, denn

hohe Temperaturen können den Juckreiz und die Entzündung verstärken. Zum Waschen sollten nur alkalifreie Seifen oder Waschlotionen ohne Zusatz von chemischen Konservierungs- und Duftstoffen verwendet werden. Rückfettende medizinische Ölbäder eignen sich als Badezusatz besser als Schaumbäder, die die Haut zu stark austrocknen. Es gibt zahlreiche Pflegemittel und Shampoos, die speziell für Babys und Kleinkinder entwickelt wurden. Doch entdecken die Experten der Stiftung Warentest und Öko-Test auch in diesen Produkten immer mal wieder reizende Stoffe. Daher ist es sinnvoll zu vergleichen.
Da es das Gesetz vorschreibt, die Inhaltsstoffe auf den Verpackungen der Pflegeprodukte anzugeben (Deklaration), ist es wichtig, sich die Zusammensetzung genau anzusehen und sich vom Verkaufspersonal gegebenenfalls erläutern zu lassen.
Für Erwachsene gilt Ähnliches: Duschen trocknet die Haut nicht so aus wie ein Vollbad, deshalb sollten Sie lieber häufiger Duschen als Baden. Eine kühlere Wassertemperatur ist besser als eine zu heiße. Die erste kühle Dusche gleich nach dem Aufstehen, mit etwa 20 Grad Wassertemperatur, setzt einen Kältereiz frei. Dabei kommt es zur Ausschüttung von Hormonen der Hirnanhangdrüse (Hypophyse). Das Adreno-Cortico-Trope-Hormon (ACTH) wird ins Blut geschleust. Es wirkt auf die Nebennierenrinde und setzt dort das körpereigene Hormon Cortison frei. Dieses Hormon ist für uns lebensnotwendig und spielt auch bei der Behandlung der Neurodermitis während eines entzündlichen Schubes eine wichtige Rolle (→ Medikamente, Seite 53). Anschließend können Sie mit etwa 30 Grad Wassertemperatur warm duschen. Am besten verwenden Sie medizinische Duschöle, um einer Entfettung der Haut vorzubeugen. Vergessen Sie anschließend nicht, sich einzucremen.

Tipp: Lieber kühler Waschen, Duschen, Baden. Die noch leicht feuchte Haut eincremen. Grundsätzlich ist zu beherzigen: Je weniger Inhaltsstoffe auf der Packung angegeben sind, desto weniger Substanzen können die Haut irritieren.

24. Welche Inhaltsstoffe in Pflegecremes sind sanft zur Haut?

→ **Ringelblume** (Calendula): Auszüge aus Blüten und der ganzen Pflanze fördern die Wundheilung und beruhigen.

- **Kamille** (Bisabolol): Wirkt entzündungshemmend.
- **Zinkoxyd**: Die Zinkpasten saugen das Wundsekret auf und wirken desinfizierend.
- **Vitamin B_5** (Dexpanthenol): Als Vitamin-Vorstufe fördert es die Wundheilung.
- **Vitamin E** (Alpha-Tocopherol): Wirkt entzündungshemmend und verhindert, dass natürliche Öle oxidieren.
- **Bienenwachs** (Cera Alba): Wirkt glättend und pflegend.
- **Jojoba- und Nachtkerzenöl:** Wirken rückfettend und halten die Haut glatt und geschmeidig.
- **Glycerin:** Die feuchtigkeitsbindende Substanz ist in Cremes und Lotionen enthalten.
- **Vaseline:** Bildet die Grundlage für sehr fetthaltige, wasserabweisende Cremes.

Tipp: Für die gereizte, kranke Haut sind Zusätze mit Borretschöl, Omega-Fettsäuren, Harnstoff (Urea), Hamamelis, Panthenol, Zink, Kleie, Allantoin, Bisabolol (aus der Kamille), Dexpanthenol und Tocopherol (in Vitamin A, C, E) besonders gut geeignet. Sie wirken entzündungshemmend, beruhigen und pflegen die strapazierte Haut.

25. Welche Stoffe spenden viel Feuchtigkeit?

Zu den gängigsten Substanzen gehören: Aminosäuren (wie Arginin) Glycerin, Harnstoff, Milchsäure, Vitamin E (= Tocopherol), Sorbitol, Propylenglykol, Butylenglykol, Zuckeralkohole, Polyethylenglykole (= PEG).
Wenig Wasserverlust in der Oberhaut bewirken: Aloe Vera, Kollagen, Elastin, Hyaloronsäure, Proteine und Proteinhydrolysate.

26. Was sind gute Rückfetter?

Als gute «Rückfetter» gelten natürliche, pflanzliche Öle aus Avocado, Jojoba, Mandel, Nachtkerze, Sesam und dem Maiskeim.
Linolensäure, Ceramide, Cetyloctanoat, Trilaurin, Octylpalmitat und Stearylcaprylat sind Fette, die auf synthetischem Wege produziert werden.

27. Welche Substanzen können reizen?

Manchmal können gerade natürliche Inhaltsstoffe, die in Naturkosmetika, in medizinisch-dermatologischen Präparaten und Pflegeprodukten enthalten sind, zu

Hautreizungen und allergischen Reaktionen führen. Es mag erstaunen, dass gerade «Naturprodukte» die Haut zusätzlich reizen können. Doch wenn die Haut schon vorgeschädigt, ihre Hornschicht defekt ist, können Pflanzen und Pflanzenextrakte mit sensibilisierender Potenz mehr schaden als nutzen. Hautärzte raten daher von der Anwendung solcher Präparate ab.
Besonders das seit geraumer Zeit beliebte Teebaumöl hat eine hohe allergische Potenz, die darin enthaltenen Terpene können Hautreizungen auslösen. Und auch Shampoos mit einem Zusatz aus Zitrusfrüchten oder Kräuterextrakten können der kranken (Kopf-)Haut Probleme bereiten. Zu den allergisierenden Substanzen zählen weiterhin: Arnika, Schafgarbe, Pfefferminzöl und Zitrusfrüchte. Sehr sensible Menschen reagieren sogar auf die sanfte Kamille. Dabei kann es zu Kreuzreaktionen mit der dazugehörenden Pflanzenfamilie kommen: Wer beispielsweise auf Arnika allergisch reagiert, kann auch eine Sensibilität auf Schafgarbe, Sonnenblume, Löwenzahn und Kamille sowie auf Gänseblümchen und Lorbeeröl entwickeln.

Tipp: Bei Cremes, Salben, Lotionen und Shampoos auf Pflanzenbasis immer erst eine Probe testen, am besten auf dem Unterarm oder Handrücken. Dort ist die Haut besonders dünn und sensibel. Auch mit einem Pflastertest (→ Allergietests, Seite 29) kann der Hautarzt oder Allergologe allergische Hautreaktionen bestimmen.

28. Was sind Emulsionen?

Eine Emulsion ist eine Verbindung von Öl und Wasser. Normalerweise gelingt es nicht, Öl mit Wasser zu verbinden, da das fetthaltige Öl immer oben schwimmt. Um trotzdem eine stabile Verbindung zu schaffen, wie sie für Hautpflegepräparate gebraucht wird, bedarf es einiger chemischer Hilfsmittel. Eines davon ist der Emulgator. Nur mit seiner Hilfe gelingt es, Wasser und Öl so fein miteinander zu koppeln, dass die Mischung stabil bleibt. Dazu setzt der Emulgator die Grenzflächenspannung zwischen Öl und Wasser herab. Da es sich bei den gängigen Cremes, Lotionen oder Milchen meist um Emulsionen handelt, bestehen sie im Wesentlichen aus Öl, Wasser und Emulgatoren. Diese erfüllen noch weitere Aufgaben: Sie sorgen dafür, dass sich eine Lotion oder Creme gleichmäßig und in einer dünnen Schicht auf der Hautoberfläche verteilen lässt – Experten sprechen von Spreitung. Allerdings enthalten Emulgatoren auch häufig Substanzen, die allergische Reaktionen auslösen können, weil sie Lösungsvermittler beinhalten, um schwer wasserlösliche Substanzen besser verteilen zu können. Sie werden nach dem HLB-Wert (= Hydrophil-Lipophil-Balance) klassifiziert: Ein HLB-Wert von 1–7 bildet W/O-Emulsionen, ein Wert von 7–14 bildet O/W-Emulsionen. Emulgatoren mit einem HLB über 14 sind Lösungsvermittler und daher aggressiver als solche mit niedrigem HLB-Wert. Sie können bewirken, dass sich der natürliche Feuchtigkeitsgehalt der Haut schneller aufhebt und die Hornschicht deshalb stärker austrocknet.

29. O/W oder W/O ?

O/W = Öl-in-Wasser-Emulsion (= feucht wie Milch).
Bei dieser Emulsionsart sind viele Fetttröpfchen in Wasser eingelagert – wie bei der Milch. Eine Öl-in-Wasser-Emulsion fühlt sich wässrig an und lässt sich auch mit Wasser verdünnen. O/W-Emulsionen, zum Beispiel als Lotion auf dem Markt, hinterlassen einen dünnen, nicht sichtbaren und kaum fühlbaren Fettfilm auf der Haut. Die Hornzellen der äußeren Hautschicht werden weich und elastisch. Bei trockener Neurodermitis-Haut, die sich bereits in einem beginnenden entzündlichen Schub mit nässenden Flächen befindet, sind diese feuchtigkeitshaltigeren Cremes geeigneter als fetthaltige.

W/O = Wasser-in-Öl-Emulsion (= fett wie Butter).
Bei dieser Variante sind viele Wassertröpfchen in Fett eingeschlossen – wie bei Butter. Diese Art der Emulsion fühlt sich reichhaltiger an und lässt sich nicht mit Wasser verdünnen. Die W/O-Emulsion dringt zunächst nur in die oberen Hautschichten ein. Da aber hier das Öl die äußere Hülle bildet, kann das Wasser nicht verdunsten – es verbleibt in der äußeren Hautschicht und kann von dort in tiefere Schichten wandern. Auf diesem Wege lassen sich auch wasserlösliche Vitamine, zum Beispiel das Panthenol, transportieren.
W/O-Emulsionen – als Milch oder Creme auf dem Markt – überziehen die Haut mit einem Film, der vor Wind und Wetter und vor dem Austrocknen schützt, ohne jedoch zwangsläufig ein fettiges Hautgefühl zu hinterlassen. Sie bieten lang anhaltenden Schutz sowie intensive Pflege und sind deshalb eher für die

trockene Haut zu empfehlen. Eine solch fette Creme darf nicht auf nässende, entzündete Haut geschmiert werden. Sie kann nämlich wie ein luftdichter Verband wirken und die Haut am Atmen hindern. Emulsionen, in denen beide Typen vorhanden sind, heißen Mischemulsionen oder multiple Emulsionen vom Typ O/W/O (Öl-Wasser-Öl). Neurodermitiker empfinden Pflege-Gele oder wässrige Lotionen oftmals angenehmer auf ihrer gestressten Haut als fetthaltige Cremes.
Für die zarte Augenpartie bieten sich auch Kombinationen zwischen Gel und Creme an. Denn reine Feuchtigkeits-Gele können der Haut zusätzlich Wasser entziehen und sie austrocknen, weil sie die Wasserverdunstung in der Haut beschleunigen.

Tipp: Legen Sie Pflege-Gele oder wässrige Lotionen in den Kühlschrank. Das kühlt die Haut angenehm und wird nicht nur an heißen Sommertagen geschätzt. Je trockener und rissiger die Haut, desto mehr Fett benötigt sie, um geschmeidig zu bleiben. In diesem Fall ist eine W/O-Creme vorzuziehen. Das gilt auch für die Hautpflege im Winter sowie für die Basispflege nach dem Waschen oder Baden.

30. Welche Kosmetika können verwendet werden?

Auch hier gelten die gleichen Richtlinien wie für die Hautpflege: Je weniger Inhaltsstoffe in der Pflegecreme, desto weniger kann die Haut gereizt werden. Glücklicherweise gibt es heute eine Vielzahl von Präparaten mit der Bezeichnung für «trockene» und «sehr trockene», für «sensible», «hypersensible», «empfindliche», «reizbare» und «gereizte» Haut. Bei allen Pflegeprodukten sollte auf den Zusatz «dermatologisch getestet» geachtet werden. Die Zusatzbezeichnung «hypoallergen» soll darauf verweisen, dass es sich um besonders sanfte und allergiegetestete Präparate handelt, die keine oder nur sehr geringfügige allergisierende Bestandteile enthalten und ohne Parfüm-, Duft- und Konservierungsstoffe hergestellt werden. Allerdings: »hypoallergen» ist kein rechtlich geschützter Begriff, ebenso wenig wie «allergenarm» oder «mit reduziertem Allergengehalt».
Vor allem in Apotheken, Reformhäusern und Bioläden werden von vielen Herstellern Pflegeserien angeboten, die besonders sanft zur Haut sind. Außerdem haben mittlerweile zahlreiche Produzenten medizinischer Cremes, Salben und Badezusätze und aufgrund ihrer Erfahrungen auch gute Kosmetikserien

entwickelt. Weil medizinische Ölbäder und Pflegesalben für Neurodermitiker auch vom Arzt verschrieben werden können, ist es sinnvoll, ergänzende Pflegeserien dieser Hersteller auszuprobieren. Denn werden die medizinischen Präparate gut vertragen, ist dies voraussichtlich auch bei den Pflegeprodukten der Fall.
Häufig wird den Präparaten heute auch Thermalwasser zugesetzt, weil es die gereizte Haut beruhigt. Mittlerweile gibt es für die sehr empfindliche Haut auch sterile Einzeltuben, die für eine dreitägige Anwendung gedacht sind. Hier beschränken sich die Hersteller auf sechs bis neun Inhaltsstoffe. Konservierungs- und Duftstoffe sowie Emulgatoren werden für diese Produkte nicht verwendet.
Leider werden die Kosten für solche Pflegepräparate von den gesetzlichen Krankenkassen nicht mehr erstattet. Die privaten Kassen sind da (noch) etwas großzügiger. Am besten ist es, wenn Sie sich mit Ihrer Krankenkasse in Verbindung setzen und abklären, ob die Kosten übernommen werden oder ein Zuschuss gewährt wird.

31. Welches Shampoo eignet sich für die Haarpflege?

Ist die Kopfhaut samt Stirnansatz mit vom Ekzem betroffen oder trocken und gereizt, eignet sich zum Waschen entweder ein medizinisches Spezialshampoo oder ein mildes Babyshampoo ohne Duftstoffe. Wenn möglich, sollten die Haare nur einmal in der Woche gewaschen werden. Doch die Haare nur mit Wasser zu waschen reicht nicht aus. Hautschüppchen und Hautfett-Rückstände lassen sich damit nicht gründlich entfernen. Ganz wichtig: Die Haare nur mit lauwarmem Wasser waschen und auf mittlerer bis kühler Stufe föhnen. Verzichten Sie auf Shampoos mit Duftstoffen und mit Zusätzen von Fruchtauszügen (Orange, Zitrone usw.). Diese Säuren können die Kopfhaut reizen.

32. Kann Schminke schaden?

Wenn sich die Neurodermitis als akuter Entzündungsschub im Gesicht oder am Hals zeigt, dürfen Sie auf keinen Fall Schminkutensilien verwenden. Im günstigsten Fall können ein medizinischer Abdeckstift oder eine getönte Tagescreme die schlimmsten geröteten Stellen kaschieren. Natürlich dürfen Sie diese

nur anwenden, wenn keine nässenden Partien und Bläschen vorhanden sind.
Grundsätzlich sollten Sie eher zurückhaltend im Gebrauch von Make-up und Schminke sein. Und auch hier gilt: Immer erst ein Produkt ausprobieren, bevor die ganze Serie gekauft wird.

Beim Kauf von Kosmetika ist es außerdem wichtig, ein Rückgaberecht zu vereinbaren. Dann bleiben Sie nicht auf den Produkten sitzen, wenn sich Unverträglichkeitsreaktionen einstellen sollten.

Tipp: Hände weg von Pflege-Cremes, die AHA-Säuren (AHA= Alpha Hydroxy Acids) enthalten. Dies sind meist aus Früchten gewonnene Säuren, die einen Anti-Aging-Effekt bewirken sollen. Auszüge aus Kiwis, Traubenkernen, Äpfeln, Zitronen und Ananas bewirken ein permanentes Peeling der Haut. Die Säuren lockern die obere Hornschicht der Haut auf und lösen sie (in höheren Konzentrationen) ab. Für empfindliche Haut sind sie keinesfalls geeignet. Diese reagiert im wahrsten Sinne des Wortes «sauer» mit Rötung und Brennen. Es können sich sogar Blasen wie bei einem heftigen Sonnenbrand sowie Entzündungen bilden. Hochdosierte Fruchtsäuren (Weinsäure, Milchsäure, Zitronen- und Glykolsäure) werden für medizinische Peelings eingesetzt. Erfahrene Hautärzte tragen bei Verhornungsstörungen zu dicke Hornschichten ab, hellen Altersflecken (Pigmentflecken) auf, glätten Falten oder Akne-Narben. Solch eine «Schälkur» sollte daher nie in Eigenregie durchgeführt werden.

33. Womit kann man die Augenpartie pflegen?

Die Haut um die Augen ist viermal dünner als die Gesichtshaut. Sie wird durch keine Fettpolster geschützt. Daher bilden sich hier schnell Falten, und die Haut reagiert z. B. auf Reiben gereizt. Schlafmangel, Tabakrauch, Nikotin- und Alkoholkonsum schlagen sich deutlich sichtbar als Augenringe oder Tränensäcke nieder. Sie können Ihre gereizten Augen kühlen, indem Sie feuchte Wattepads auflegen oder eine mit Kühl-Gel gefüllte Augenbrille aufsetzen

(am besten im Kühlschrank aufbewahren). Achten Sie außerdem auf ausreichend Schlaf.
Um die sensible Augenpartie zu pflegen und zu verschönern, gibt es spezielle Cremes und Gele, Wimperntusche und Lidschatten. Auch hier sollten reizende Zusatzstoffe vermieden werden. Besonders verträglich sind Wimperntusche und Lidschatten mit der Bezeichnung «für Kontaktlinsen(träger) geeignet». Die großen Kosmetikhersteller bieten meistens ganze Schminkserien mit Make-up, Puder, Wimperntusche, Lidschatten, Lippenstiften, Eyelinern und Nagellacken in großer Farbauswahl an.
Der zarte Hautbereich um die Augen ist ebenfalls äußerst sanft zu behandeln. Spezialpräparate mit wenig Fettanteilen verhindern, dass die Creme in die Augen «kriecht». Wasserbindende Gele werden gerade bei strapazierter und leicht reizbarer Haut als angenehmer empfunden, weil sie einen leichten Kühleffekt haben und schnell einziehen. Gegen geschwollene Augenlider und Tränensäcke helfen Feuchtigkeitscremes oder Gele mit abschwellenden, entzündungshemmenden Pflanzenzusätzen wie Augentrost, Traubenkernöl, Eibisch und Fenchel. Gele im Sommer am besten im Kühlschrank aufbewahren, denn der Kühleffekt ist angenehm beim Auftragen.

34. Kann die Kosmetikerin helfen?

Wenn die Haut erscheinungsfrei ist, kann eine kosmetische Behandlung wohltuend sein. Sie sollten jedoch nur zu einer Kosmetikerin gehen, die Erfahrung im Umgang mit kranker Haut hat, z. B. durch Akne-Behandlungen. Grundsätzlich muss die Haut von Neurodermitikern sensibler und mit ganz sanften Mitteln versorgt werden. Eine gründliche Reinigung sollte ohne Dampf (Vapozon-Gerät) erfolgen, da die Haut sonst noch mehr austrocknet. Kühlende Creme-Masken oder Packungen mit lindernden Zusätzen (beispielsweise mit Weizenkleie) eignen sich zur Beruhigung. Auch hierbei gilt: Probieren Sie, was Ihrer Haut gut tut, und bleiben Sie dann dabei.

35. Sind Sauna oder Dampfbad hilfreich?

Einfach ausprobieren! Eine verbindliche Empfehlung ist auch in diesem Fall nicht möglich. Zu heiße Saunabäder (finnische Sauna) können die Haut stark austrocknen. Daher ist es möglicherweise günstiger, eine Variante mit niedrigeren Temperaturen oder die sanfte Bio-Sauna zu wählen. Das Dampfbad wiederum kann zu Hautreizungen führen, wenn sich der Schweiß mit dem

Wasserdampf verbindet. Positiv ist natürlich der Entspannungseffekt, und wer sich dabei wohl fühlt, kann diesem Hobby nachgehen, solange die Haut nicht negativ reagiert. Bei einem entzündlichen Schub ist allerdings Pausieren angeraten.

36. Kann das Solarium nützlich sein?

Grundsätzlich strapaziert ultraviolettes Licht (UV-Licht), dessen UVB-Anteile hauptsächlich für die Hautbräunung und UVA-Anteile für die Hautalterung und Faltenbildung unserer Haut verantwortlich sind, unseren Schutzmantel. Unabhängig davon, ob es sich dabei um die natürlichen Sonnenstrahlen handelt oder um das künstliche Sonnenlicht aus Solarien – es gibt keine Bräune ohne Hautveränderungen. Andererseits können wir ohne Sonnenlicht gar nicht existieren. Licht kurbelt die unterschiedlichsten Stoffwechselvorgänge im Körper an und hebt unsere Stimmung entscheidend. Die positive Wirkung von Licht und Wärme ist seit der Erfindung der Solarien jederzeit verfügbar. Während das regelmäßige Sonnenbad auf einer Liege im Sonnenstudio von Experten durchaus kritisch gesehen wird, ist die positive Wirkung auf kranke Haut bei streng kontrollierter Anwendung unstrittig. In zahlreichen Kliniken und Hautarztpraxen gehören Sonnenbänke mit einem hautwirksamen UV-Spektrum zur Ausstattung dazu. Die medizinische Phototherapie für Neurodermitiker befindet sich derzeit allerdings im Umschwung. War es vor einigen Jahren noch das UVA1-Kaltlicht, das als besonders wirksam galt, so hat die Erfahrung gezeigt, dass auch Mischlicht (ein Schmalspektrum aus UVA1 und UVB) positive Wirkungen auf die kranke Haut hat. Studien an der Hautklinik der Universität Kiel haben außerdem gezeigt, dass die sogenannte «Balneo-Photo-Therapie», die auch ambulant durchgeführt werden kann, sehr hilfreich für Neurodermitiker ist. Dabei liegen die Hautkranken in einer Wanne mit speziell dosiertem Salzwasser und werden gleichzeitig mit UV-Licht bestrahlt.
Ob die Kosten für diese Therapien von den gesetzlichen Krankenkassen erstattet werden, sollten Sie von ihrem Arzt abklären lassen.

37. Welcher Sonnenschutz ist sinnvoll?

Grundsätzlich sollten Sie so schonend wie möglich sonnenbaden, um nicht die Entstehung von Sonnenbrand, Hautkrebs oder eine vorzeitige Hautalterung zu unterstützen. Die jahrzehntelangen Aufklärungs-

kampagnen zur Vermeidung von Hautkrebs durch die Arbeitsgemeinschaft Dermatologische Prävention (www.unserehaut.de) und die Deutsche Krebshilfe (www.krebshilfe.de) haben das «Sonnenbewusstsein» in der Bevölkerung verändert. Tiefbraune Haut ist kein Zeichen von Gesundheit mehr. Vor allem Eltern achten heutzutage sehr darauf, dass ihre Babys und (Klein-)Kinder den Sonnenstrahlen nicht schutzlos ausgesetzt sind. Die Empfehlungen der Experten lauten: Zwischen 11.00 und 15.00 Uhr nicht in der Sonne aufhalten, sondern ein schattiges Plätzchen aufsuchen. Hüte und Kappen mit Nackenschutz, T-Shirts mit halblangen Ärmeln und dünne Hosen, die die Knie bedecken, eignen sich als textiler Schutz. Mehr Sicherheit vor Sonne bietet Bekleidung mit eingebautem UV-Schutz, die die Sonnenstrahlen abblockt.
Jeder, vor allem aber der Hautkranke, sollte beachten: Im Schatten bräunt es sich ebenso gut, nur langsamer und schonender.
Bei den Sonnenschutzmitteln werden Produkte mit chemischem Filter oder mit physikalischem Schutz durch Pigmente unterschieden. Für die Haut von Neurodermitikern sind Präparate auf Pigmentbasis besser geeignet.

38. Welcher Lichtschutzfaktor ist zu wählen?

Der Lichtschutzfaktor (LSF) auf den Flaschen und Tuben für Sonnenmilch, -creme, -gel oder -öl gibt an, um wievielmal länger die Haut mit Sonnenschutzmittel der Sonne ausgesetzt werden kann, bevor sie sich rötet. Menschen mit Hauttyp I haben eine Eigenschutzzeit von etwa fünf Minuten. Mit einem LSF 15-Präparat können sie sich eine Stunde und fünfzehn Minuten in der Sonne aufhalten (5 x 15 = 75). Danach kommt es zum Sonnenbrand, vor dem auch mehrmaliges Eincremen nicht schützen kann.
Wenn Kinder ohne Sonnenschutzmittel fünf Minuten in der Sonne sitzen, kann diese Zeit durch ein Präparat mit LSF 25 theoretisch auf 125 Minuten verlängert werden. Doch so lange sollten Sie Ihr Kind nie ohne Schutzkleidung der Sonne aussetzen.
Wann es zu einem Sonnenbrand kommt, ist individuell verschieden. Es hängt von der Empfindlichkeit der Haut und natürlich vom Hauttyp ab. Dieser wird in vier Kategorien eingeteilt. Am empfindlichsten ist der Hauttyp I, der immer Sonnenbrand bekommt und nie braun wird. Dazu zählen blonde und rothaarige Menschen mit sehr heller Haut und Sommersprossen. Zu Hauttyp II zählen hellhäutige Perso-

nen mit blonden oder dunkelblonden Haaren. Auch sie bekommen schnell einen Sonnenbrand und werden nur leicht braun. Hauttyp III mit dunklerer Haut und braunen Haaren ist nur leicht sonnenbrandgefährdet und entwickelt eine intensive Bräunung. Am unempfindlichsten gegenüber den Sonnenstrahlen ist der südländische Hauttyp IV mit dunkler Haut und schwarzen oder dunkelbraunen Haaren. Er bekommt auch ohne Schutzmittel selten einen Sonnenbrand, bräunt immer und schnell.
Die meisten Menschen in unseren Breitengraden zählen zu Hauttyp I und II. Deshalb sollten sie zu Beginn der Sommersaison immer einen Sonnenschutz mit einem LSF von mindestens 20 wählen, um die Haut langsam an die Sonne zu gewöhnen. Nach zwei bis drei Tagen kann eventuell ein Präparat mit niedrigerem LSF benutzt werden.
Für die empfindliche Haut von Babys und Kindern mit Neurodermitis sind Sunblocker zu bevorzugen. Das sind Sonnenschutzmittel mit LSF von 30, 40 und 60, die die Sonnenstrahlen abblocken. Vor allem auf den bevorzugten «Sonnenterrassen» wie Lippen, Augenlidern, Nase, Hand- und Fußrücken sowie Ohrläppchen, wo die Haut besonders dünn ist, sind diese Mittel unbedingt aufzutragen. Für die Lippen gibt es auch spezielle Stifte. Damit die Haut nicht zu stark schwitzt, eignen sich wasserhaltige oder kühlende Gele (O/W-Emulsionen) besser als fette Cremes oder Sonnenöl. Am günstigsten und hautverträglichsten sind Sonnenschutzpräparate auf der Basis von Mikropigmenten. Diese rufen keine Unverträglichkeitsreaktionen wie die «Mallorca-Akne» hervor, die durch Sonnenöl, ölhaltige Präparate und Emulgatoren ausgelöst werden können.

Tipp: Cremen Sie sich und Ihre Kinder ein, bevor Sie in die Sonne gehen. Erst wenn das Sonnenschutzmittel 30 Minuten eingewirkt hat, kann es seine Schutzfunktion entfalten. Tragen Sie das Mittel nur auf saubere Haut auf und erneuern Sie den Schutz nach jedem Bad, denn durch das Abtrocknen werden auch «wasserfeste» Mittel abgerieben. Aber Achtung: Wiederholtes Eincremen verlängert nicht die Lichtschutzzeit!
Wenn Sie und ihre Kinder gerne Boot fahren, schnorcheln oder tauchen: Benutzen Sie eine wasserfeste, fetthaltige Sonnencreme und schützen Sie Ihren Oberkörper zusätzlich mit einem T-Shirt. Denn die Sonnenstrahlen können noch bis zu 15 Meter unter Wasser Sonnenbrand auslösen.

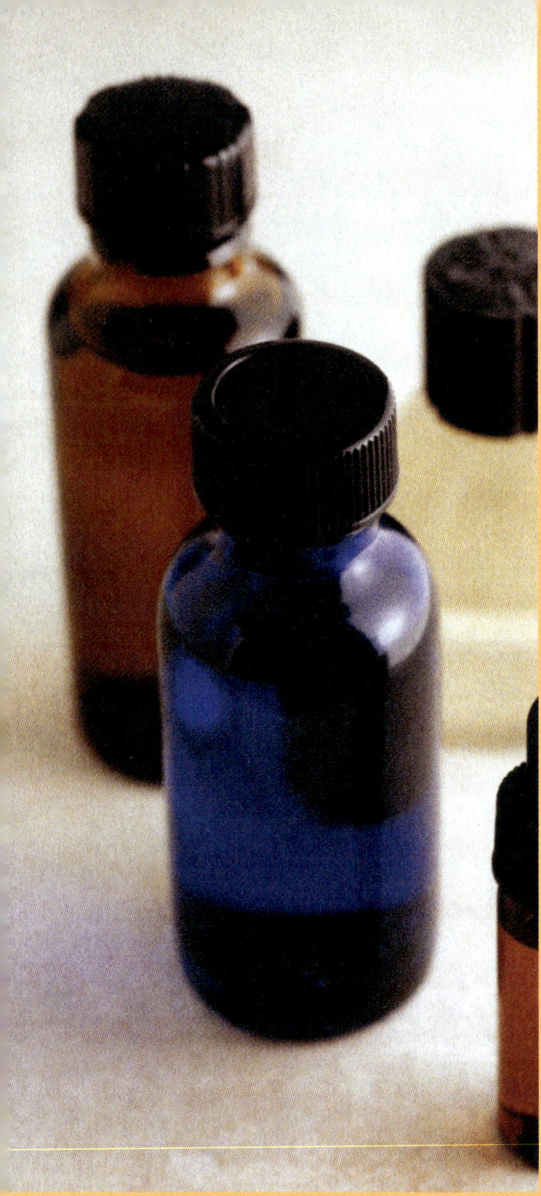

Medikamente und Therapien

Schulmedizin und Alternativen

Grundlagen

Ein Allheilmittel gegen Neurodermitis gibt es nicht, aber die Medizin bietet heute sehr vielfältige Möglichkeiten, die Beschwerden wirksam zu lindern, die kranke Haut zu beruhigen und über weite Strecken hinweg erscheinungsfrei zu halten. Die mit Neurodermitis vertrauten Mediziner sollten bei der Behandlung den ganzen Menschen im Blick haben und wissen, dass sie für jeden Hautkranken eine individuelle und maßgeschneiderte Therapie überlegen müssen. Diese setzt sich wie ein Puzzlespiel aus vielen verschiedenen Bausteinen zusammen. Auch Sie als direkt oder indirekt Betroffener (mit einem Neurodermitis-Kind) müssen umdenken und selbst einen Großteil der Verantwortung für die Krankheit übernehmen, statt nur passiv Hilfe von außen, von Ärzten oder Alternativ-Medizinern zu erwarten. Das ist sicherlich anfangs für die meisten Menschen eine Herausforderung. Wer würde nicht lieber mit einer «Wunderpille» oder einer «Wundercreme» das Hautproblem schnell lösen wollen? Diese Möglichkeit gibt es bei der Behandlung von Neurodermitis nicht. Vielmehr bedarf es einer intensiven Auseinandersetzung mit der Krankheit. So müssen beispielsweise die eigenen Lebensumstände hinterfragt werden hinsichtlich Stressfaktoren, Ernährung und vielem mehr. Jeder Neurodermitiker oder seine Betreuer gelangen irgendwann an den Punkt, an dem sie verzweifeln und denken: Es hilft nichts mehr. Möglicherweise besteht dann eine große Aufgeschlossenheit gegenüber dubiosen Heilungsversprechen. Wenn aber auch die neuen «garantiert wirksamen» Mittel nicht helfen, ist die Enttäuschung umso größer und eine Hoffnung geschwunden, weil die Haut vielleicht in einem unveränderten oder sogar schlechteren Zustand ist als zuvor. Wohlgemerkt: Auch die alternative Medizin bietet Möglichkeiten, die im einzelnen Fall hilfreich sein können. Doch ist zu bedenken, dass die gesetzlichen Krankenkassen die Kosten nur für «bewährte», durch große Studien abgesicherte Therapieverfahren übernehmen. Da die Kosten im Gesundheitswesen stetig ansteigen, zahlen die Kassen beispielsweise schon nicht mehr für Präparate zur Basispflege – mit Ausnahme bei Kleinkindern. Die privaten Kassen sind (noch) etwas großzügiger. Doch auch dort werden bestimmte Therapien im Einzelfall geprüft, beispielsweise die Balneo-Photo-Therapie, die Eigenbluttherapie oder alternative Verfahren. Aber trotz alledem: Lassen Sie sich nicht entmutigen, haben Sie Geduld und finden Sie mit Ihrem behandelnden Arzt die bestmögliche Therapie für sich oder Ihr

Kind heraus. Werden Sie zum Kotherapeuten und managen Sie die Hautkrankheit weitgehend eigenständig. Wenn Sie erst einmal herausgefunden haben, wann und wie sich ein neuer Krankheitsschub ankündigt und wie Sie mit ärztlicher Hilfe entsprechende therapeutische Maßnahmen ergreifen können, haben Sie die Neurodermitis schon gut im Griff. Wenn Sie Eigenverantwortung übernehmen, können Sie problemloser mit Ihrer chronischen Hauterkrankung leben.

Medikamente zur äußeren und inneren Anwendung

39. Was ist Cortison, und wie wirkt es?

Über den Einsatz von Cortison – Mediziner sprechen auch von Cortikoiden, Glucocortikoiden oder Cortikoidsteroiden (Steroide = Hormone) – wird seit vielen Jahren diskutiert. Dennoch gehören die Cremes und Salben zur äußeren Anwendung (topisch) oder die Cortison-Medikamente zum Einnehmen (systemisch) bei der Behandlung der entzündlichen Hauterkrankung nach wie vor zu den wirksamsten und wichtigsten Mitteln. In der Medizin wird der entzündungshemmende Effekt von Cortison seit etwa 40 Jahren genutzt, Wirkungen und Nebenwirkungen (siehe Seite 55) sind daher sehr gut erforscht.
Manche Hautkranken schwören auf die Wirkung von Cortison, andere sind absolute Gegner davon. Dabei ist Cortison für den Körper keine unbekannte Substanz, denn er bildet es als körpereigenes Hormon in der Nebenniere. Cortison hat im menschlichen Organismus eine ganze Reihe verschiedener Aufgaben: Es steuert den Stoffwechsel, den Blutzuckergehalt und dient vor allem der körpereigenen Immunabwehr, die auch entzündliche Prozesse bekämpft. Mit Hilfe des Cortisons kann sich der Körper an Belastungssituationen anpassen. Bei einer Verletzung macht es uns für eine kurze Zeit schmerzunempfindlicher, es hilft, Krankheiten wie Entzündungen oder Fieber besser zu verkraften, und es hemmt allergische Prozesse. Künstlich als Medikament hergestellt, wird Corti-

son zur Behandlung von Asthma, Rheuma, Haut- und Nierenkrankheiten, bei Gefäß-, Leber- und Darmerkrankungen sowie bei Nervenkrankheiten oder auch bei Organtransplantationen eingesetzt, um eine Abstoßungsreaktion zu verhindern. Cortison ist also ein multifunktioneller, hochpotenter Wirkstoff.

40. Warum ist eine Cortison-Behandlung wichtig?

Für die Behandlung der Neurodermitis sind Cortison-Präparate besonders wichtig, weil sie die entscheidenden Prozesse beeinflussen. Cortison wirkt:

- → **antientzündlich.** Das heißt, dass die typischen Anzeichen, wie Rötung, Schwellung, Hitzegefühl, Juckreiz und Schmerz, schnell nachlassen. So kann der Teufelskreis aus Entzündung–Jucken–Kratzen schnell unterbrochen werden.
- → **antiallergisch.** Weil bei der Neurodermitis häufig auch eine allergische Reaktion auf Pollen, Hausstaub oder Nahrungsmittel zu beobachten ist, die mit einer Entzündung der Haut oder der Schleimhaut einhergeht, hemmt Cortison die typischen Abläufe (→ Allergie, Seite 18).
- → **immunmodulatorisch** (modulierend). Heftige Reaktionen, wie sie bei Allergien oder Organverpflanzungen auftreten, werden erheblich abgeschwächt, wenn Cortison in hoher Dosierung systemisch als Spritze oder Tablette verabreicht wird.
- → **antiproliferativ** (Proliferation = Zellvermehrung). Wenn sich Hautzellen (Epidermiszellen) beschleunigt vermehren und dieser Vorgang mit entzündlichen Prozessen verbunden ist, kann Cortison diese Reaktion bremsen. So wandert Cortison – angewendet bei einem entzündlichen Schub – in die Entzündungszellen und stoppt deren Aktivität.
- → **gefäßverengend** auf die Blutgefäße. Die Durchblutung der Haut und damit die Ausprägung der Entzündungsreaktion wird reduziert.

41. Ist eine Cortison-Anwendung schädlich?

Alle diese Effekte des Cortisons treten sowohl bei der äußeren als auch bei der inneren Anwendung auf, wobei die Wirksamkeit bei äußerlicher Anwendung wesentlich geringer ist. Es ist somit nachvollziehbar, dass Cortison für die Behandlung der akuten Hautentzündungen noch immer einer der wichtigsten

Wirkstoffe ist. Die modernen externen Präparate der 4. Generation, die seit den neunziger Jahren zur Verfügung stehen, sind zudem biochemisch so perfektioniert, dass sie kaum noch Nebenwirkungen haben. Sie gelangen bei sachgemäßer Anwendung nicht in größeren Mengen in den Körper, denn sie werden direkt am Ort der Hautentzündung aktiviert und wirksam. Nachdem das Cortison gewirkt hat, wird es über die Blutbahn wieder abtransportiert, um dann über die Niere mit dem Urin ausgeschieden zu werden. Allerdings sind dem Cortison auch Grenzen gesetzt: Es kann nur die ablaufende Entzündungsreaktion hemmen, nicht aber den Auslöser bekämpfen, wie zum Beispiel eine allergische Reaktion oder psychischen Stress.

42. Mit welchen Nebenwirkungen ist zu rechnen?

Vor allem Mütter mit einem neurodermitiskranken Kind lehnen eine Cortison-Behandlung häufig ab, weil sie starke Nebenwirkungen fürchten. Mit den Präparaten der 4. Generation besteht dazu keine Veranlassung mehr. Früher gab es gute Gründe für die Angst vor Cortison, denn die alten Präparate hatten zum Teil erhebliche Nebenwirkungen. Bei langfristiger äußerer Anwendung von cortisonhaltigen Salben und Cremes sind, abhängig von der Dosierung, allerdings nach wie vor folgende Nebenwirkungen möglich:

- Hautverdünnung (Hautatrophie),
- Erweiterung der Hautgefäße (Teleangiektasien, als rote Äderchen sichtbar),
- verstärkter Haarwuchs an den häufig «geschmierten» Hautstellen,
- Dehnungsstreifen (wie nach einer Schwangerschaft oder starker Gewichtsabnahme),
- Cortisonakne.

Bei innerer Anwendung (Medikamenteneinnahme) zählen zu den häufigsten unerwünschten Wirkungen:

- Fettumverteilung (Cushing-Syndrom),
- Gewichtszunahme und Wassereinlagerungen (Ödeme),
- Bluthochdruck,
- Blutzuckererhöhung,
- Knochenveränderungen (Osteoporose),
- Wachstumshemmung bei Kindern.

Allerdings wird die innere Behandlung (systemische Gabe) bei Babys und Kindern selten und auch bei Erwachsenen mit Neurodermitis eher sparsam und nur bei heftigsten Entzündungsschüben angewendet.

Dann können über zwei bis drei Tage Cortison-Tabletten oder -Spritzen verabreicht werden, um die Entzündung schnell zurückzudrängen. Die meisten Nebenwirkungen sind zudem auch hier von der Dosis und der Dauer der Einnahme abhängig.

43. Welche Präparate benutzen und wie lange?

Da es sich bei Cortison-Präparaten um hochpotente Wirkstoffe handelt, sind alle in wirksamer Dosierung auch verschreibungspflichtig. Der behandelnde Arzt kann heute nicht nur Präparate unterschiedlicher Wirkstärken (Dosierungen) wählen, sondern hat auch die Möglichkeit, verschiedene Zubereitungen (Galeniken) zu verschreiben. Dabei wird er sich an dem jeweiligen Hautzustand und den betroffenen Hautstellen orientieren. So kann er beispielsweise eine Creme (für das Gesicht), eine fetthaltige Salbe (für rissige Haut an den Ellenbeugen) oder eine kühlende Milch/Lotion (bei starken Rötungen und Hitzegefühl) empfehlen. Gerade bei der Behandlung von Babys und Kleinkindern ist es wichtig, unterschiedliche Präparate zur Verfügung zu haben. Grundsätzlich werden Lotionen von der Haut schneller aufgenommen als fette Cremes.

Für die äußere Behandlung von Neurodermitis werden vier Klassen von Wirkstoffkonzentrationen des Cortisons unterschieden. Für jede Konzentration gibt es verschiedene Mittel:

→ Klasse I = schwach wirksam,
→ Klasse II = mittelstark wirksam,
→ Klasse III = stark wirksam,
→ Klasse IV = sehr stark wirksam.

Zu den neuen Präparaten gehören auch die Cortison-Abkömmlinge. Sie werden unter anderem als Prednison, Prednisolon, Dexamethason, Triamcinolon, Fluocortolon, Hydrocortison oder Prednicarbat bezeichnet.
So zählt das Hydrocortison zu den Substanzen mit der geringsten Wirkstoffkonzentration, denn es ist ein chemisch mit Wasser (= Hydro-) verändertes Cortison. Es hat dadurch zwar eine geringere Wirkung, aber auch so gut wie keine unerwünschten Nebenwirkungen.
Die Namen der zur Neurodermitis-Behandlung eingesetzten Präparate lassen nicht immer Rückschlüsse zu, ob in diesen Cortison enthalten ist oder nicht; der Wortstamm ähnelt jedoch meist dem der oben genannten Substanzen.
Oftmals ist die Wirkung der Cortison-Präparate schon nach drei bis vier, manchmal auch erst nach acht bis zehn Tagen sichtbar. Wichtig bei der Behandlung mit einem stärkeren Präparat ist, dass nach einigen

Tagen eine Dosisreduktion durch ein schwächeres Mittel erfolgt, bevor das Cortison ganz abgesetzt wird. Durch dieses «Ausschleichen», wie die Mediziner sagen, wird verhindert, dass die Symptome – oft sogar verstärkt – wieder aufflammen.

44. Was sollten Sie beim Gebrauch von Cortison beachten?

→ Wenn Sie Cortison anwenden, richten Sie sich am besten nach folgender Regel: In der akuten Phase so oft wie nötig, in der subakuten (abklingenden) Phase so wenig wie möglich und in der chronischen Phase so selten wie möglich, weil «Ersatzpräparate» für die Langzeitanwendung ebenfalls geeignet und hilfreich sind.

→ Vorsicht bei den frei verkäuflichen, in der Apotheke erhältlichen Hydrocortison-Präparaten, die Cortison in sehr niedriger Dosierung (0,25%) enthalten. Sie verleiten dazu, sie über einen langen Zeitraum hinweg anzuwenden, und das kann zu unerwünschten Nebenwirkungen führen.

→ Grundsätzlich soll Cortison immer nur sehr kurzfristig, als Intervalltherapie zu cortisonfreien Mitteln, angewendet werden. Tritt eine Besserung nach fünf bis maximal zehn Tagen nicht ein, sollten Sie Ihren Arzt befragen, der dann zu einem anderen, möglicherweise stärkeren Präparat rät.

→ Für Gesicht und Hals (vor allem bei Babys und Kleinkindern) immer ein schwächer wirksames Präparat benutzen und immer nur ganz dünn auftragen. Danach gleich gründlich die Hände waschen.

→ Cortison-Salbe oder -Creme gehört nicht in (Klein-)Kinderhände. Zwar sollte auch Ihr Kind beim Eincremen selbst aktiv zur Behandlung beitragen, jedoch nur mit cortisonfreien Mitteln.

→ Vorsicht bei so genannten «Natur»-Präparaten (auch aus Reformhäusern und Ökoläden, die mit «garantiert wirksamen, cortisonfreien Cremes» Werbeversprechungen machen. Immer wieder ergeben Tests (Öko-Test, Stiftung Warentest) sowie Untersuchungen der Selbsthilfeverbände (siehe Seite 135), dass beispielsweise in Murmeltierfett oder Nerzöl natürliches Cortison enthalten ist. Auch anderen Natursubstanzen wird häufig Cortison in niedriger Dosierung beigemischt.

→ Da die Haut von Babys und Kleinkindern noch sehr dünn ist, sollten Sie nur Präparate der Klase I und II anwenden. Die Behandlung beginnt in aller Regel mit einem stärkeren Präparat. Nach drei bis fünf Tagen wird die Dosis reduziert und zu einem schwächeren Präparat gewechselt. Sobald der Entzündungsschub vorbei ist, werden cortisonfreie Cremes benutzt.

45. Welche Alternativen zu Cortison gibt es?

Für die äußere Behandlung von Neurodermitis gibt es neben Cortison natürlich noch andere Mittel. Dazu zählen vor allem Präparate mit Cortison-Ersatzstoffen. Das heißt, Sie müssen nicht sofort Cortison verwenden, sondern können sich den Einsatz dieser sehr wirksamen Substanz für die heftigsten Neurodermitis-Schübe vorbehalten. Allerdings haben die im Anschluss genannten Präparate eine wesentlich schwächere Wirkung als Cortison. Zu den wichtigsten Alternativen zählen:

→ **Bufexamac.** Dieser Wirkstoff kommt seit vielen Jahren bei der Behandlung von Ekzemen zum Einsatz und stellt eine gute Alternative zum Cortison dar. Die Wirkstärke liegt allerdings weit unter der von Hydrocortison. Bufexamac hat eine leicht juckreizstillende und entzündungshemmende Wirkung. Es wird in verschiedensten Darreichungsformen angeboten: als Creme, Salbe, Fettsalbe und auch als Milch. Die Präparate sind verschreibungspflichtig. Die gute Wirkung von Bufexamac kann durch eine gelegentlich auftretende Überempfindlichkeitsreaktion (Kontaktallergie) getrübt werden. Allerdings scheint das nicht häufiger vorzukommen als bei anderen äußerlich angewendeten Stoffen auch.

→ **Cardiospermum.** Die Inhaltsstoffe für diese Präparate werden aus der Schlingpflanze Cardiospermum halicacabum gewonnen, die in Indien, Afrika und Südamerika weit verbreitetet ist. Ihre Substanzen haben eine cortisonähnliche Wirkung und lindern den Juckreiz. Abgesehen von sehr seltenen allergischen Reaktionen auf die Salbengrundlagen sind keine wesentlichen Nebenwirkungen bekannt. In einer Studie der Hautklinik Karlsruhe hat man die entzündungshemmende Wirkung nachweisen können. Besonders von Kinderärzten wird diese schwache Cortison-Alternative gerne verordnet.

→ **Harnstoff.** Er ist verantwortlich für die natürliche Regulierung der Hautfeuchtigkeit, die bei Neurodermitikern erheblich verringert ist. Da harnstoffhaltige

Präparate viel Wasser binden, erhöhen sie die Hautelastizität und tragen damit zu einer Linderung des Juckreizes bei. Harnstoff normalisiert außerdem die verdickten Hautstrukturen, weil er die Hornschicht auflockert. Dadurch können pflegende Substanzen besser eindringen, wodurch die Häufigkeit der entzündlichen Schübe sinkt. Allerdings sind diese Effekte erst bei einem Wirkstoffgehalt von zehn Prozent deutlich bemerkbar. Wenn offene Wunden durch Aufkratzen entstanden sind, brennt Harnstoff unangenehm. Dann ist es ratsam, mit der Behandlung an diesen Stellen auszusetzen. Bei einer großen Neurodermitis-Langzeitstudie, an der mehr als 400 Kinder- und Hautärzte mit fast 2.000 Patienten teilnahmen, stellte sich heraus, dass bei 84 Prozent der Neurodermitiker die Therapie mit Harnstoff-Präparaten für den Heilungsprozess ausreichte. Da Harnstoff praktisch nebenwirkungsfrei ist, kann er zur Behandlung von trockener, rissiger, juckender und oft schuppender Haut auch bei Säuglingen und Kleinkindern eingesetzt werden. Nur in seltenen Fällen kann Harnstoff zu einer Reizung führen. Gelegentlich treten zu Beginn der Therapie Hautrötungen auf, die jedoch nicht immer ein Hinweis für eine Unverträglichkeit sind. Die verordnungsfähigen Harnstoff-Zubereitungen haben allerdings nichts mit der Anwendung von Eigenurin (Harn) zu tun, der ebenfalls Harnstoff enthält (siehe Seite 74). Es handelt sich vielmehr um einen synthetisch hergestellten, nach Arzneimittelkriterien aufbereiteten Wirkstoff.

→ **Teer.** Bei der Behandlung von Hautkrankheiten haben Teere eine lange Tradition: Seit fast 100 Jahren werden Teer und seine Bestandteile mit gutem Erfolg eingesetzt. Teer ist eine sehr komplexe Natursubstanz, er enthält mehr als 200 erforschte und mindestens ebenso viele unerforschte Inhaltsstoffe. Die besondere chemische Verbindung des Teers hat einen entzündungshemmenden Effekt und wirkt dem Juckreiz entgegen. Den positiven Eigenschaften von Teer stehen allerdings auch einige unangenehme Begleiterscheinungen gegenüber: Teer stört oft durch Geruch, Farbe und die häufig auftretende Einfärbung der Wäsche. Außerdem kann er bei intensiver Lichtbestrahlung zu Sonnenbrand und Blasenbildung führen. Die gleichzeitige Behandlung mit Teer und UV-Licht sollte daher vermieden werden. Am besten werden die Teerpräparate an den

Hautstellen aufgetragen, die nicht der Sonne ausgesetzt sind und von Kleidung bedeckt werden können. Im Winter ist die Anwendung daher problemloser. Gelegentlich tritt nach dem Auftragen eines teerhaltigen Produktes eine Reizung auf, die aber nur selten länger als fünf bis zehn Minuten anhält. Weil in Tierexperimenten nachgewiesen werden konnte, dass die im Teer – trotz Destillation – manchmal vorkommenden Benzpyrene eine krebserregende Wirkung haben, wurde seine Anwendung eingeschränkt. Die klinische Erfahrung und zahlreiche Studien an Patienten, die mehrere Jahrzehnte mit Teer behandelt wurden, belegen jedoch, dass ein krebserregender Effekt beim Menschen so gut wie ausgeschlossen ist. Die Anwendung mit Teer sollte grundsätzlich immer von einem Hautarzt überwacht werden.

→ **Ichthyol.** Ähnlich wie Teer wirkt das Ammoniumbituminosulfonat. Es besteht aus wasserlöslichen, schwefelreichen Salzen und wird durch Destillation aus Schieferöl gewonnen. Es wirkt sowohl juckreizstillend als auch entzündungshemmend. Wegen des Teergeruchs ist Ichthyol® bei Kindern nicht besonders beliebt. Doch wenn das Präparat ganz dünn aufgetragen wird und in die Haut eingezogen ist, wird der Geruch erträglich.

→ **Zinkoxid.** Weiche Zinkpasten in fetten Salben wirken entzündungshemmend. Sie werden mit und ohne Zusatz von pflanzlichen Ölen angeboten, die die Haut zusätzlich pflegen, wie beispielsweise das Mandelöl. Auch Teere oder Cortison-Derivate können in die Pasten eingearbeitet werden. Während und nach einer Akutphase ist der Einsatz von Zinkoxid-Präparaten sinnvoll. Die juckreizstillende Wirkung kann allerdings bei den sehr hautverträglichen Mitteln nach längerer Anwendung schwächer werden.

→ **Antibiotika.** Ist die Haut stark aufgekratzt und wund, finden Bakterien, Pilze und andere Krankheitskeime leicht Zugang. Dann kommt es häufig zu einer bakteriellen Superinfektion der Haut, die eine Behandlung mit Antibiotika-Salben notwendig macht, um die Entzündung zu bekämpfen. Dieses Medikament ist eine wirksame Waffe gegen Bakterien, gegen Viren hilft es allerdings nicht. Antibiotika sind natürliche oder synthetisch nachgebaute Stoffwechselprodukte von Bakterien, Pilzen und Pflanzen, die Mikroorganismen abtöten oder in ihrer Vermehrungsfähigkeit bremsen. Allerdings gibt es heutzutage viele Resistenzen (= Unempfindlichkeiten) gegen Antibiotika, weil sie zu häufig angewendet werden.

→ **Antiseptika.** Mit diesen Mitteln können Problemkeime zuverlässig beseitigt werden. Da diese Präparate keine Resistenzen gegen Bakterien beim Menschen hervorrufen, lassen sie sich immer wieder anwenden. Bei Neurodermitis wird Clioquinol eingesetzt, weil es speziell gegen die hauptsächlich verbreiteten Staphylokokken wirkt, die Entzündungsprozesse aufrechterhalten und verschlimmern.

→ **Triclosan.** Als Lösung wird es seit langer Zeit als Desinfektionsmittel eingesetzt, um Keime zu eliminieren. Neuerdings steht der bewährte Wirkstoff zur Behandlung der Neurodermitis auch als Creme mit Cortison-Zusatz zur Verfügung.

→ **Polidocanol.** Diese Substanz gehört zu den örtlichen Betäubungsmitteln (Lokalanästhetika). Die Haut wird oberflächlich betäubt und unempfindlich gegen Reize, wie beispielsweise Juckreiz und Schmerzen. Die Wirkdauer ist von der in die Creme eingearbeiteten Dosierung abhängig.

→ **Antimykotika.** Hat sich auf der kranken Haut zusätzlich eine Pilzinfektion ausgebreitet, kann es notwendig werden, kurzfristig mit einem Anti-Pilz-Mittel gegenzusteuern.

46. Wie wirken die neuen Immunmodulatoren?

Seit dem Jahr 2002 gibt es zur Behandlung der Neurodermitis eine neue Therapie-Option: Die topischen Immunmodulatoren mit der Tacrolimus-Salbe für die mittelschwere bis schwere Neurodermitis und die Pimecrolimus-Creme für die leichte bis mittelschwere Neurodermitis. Nach rund 40 Jahren ist es den Hautforschern gelungen, eine cortisonfreie (nichtsteroidale) Wirkstoffklasse aus den Pilzen Streptomyces tsukubaensis und hygroscopicus zu entwickeln, die beide kaum Nebenwirkungen provozieren und somit eine echte und wirksame Alternative zum Cortison darstellen. Weil sie weniger stark in das Immunsystem eingreifen, sind beide Präparate auch für eine Langzeitbehandlung geeignet und sogar für Kleinkinder ab zwei Jahren (Pimecrolimus für Säuglinge ab drei Monaten) zugelassen. Hautärzte betrachten diese beiden neuen Präparate als einen Meilenstein bei der Behandlung der chronischen Hauterkrankung. Sie wurden ursprünglich für die Transplantationsmedizin entwickelt und weisen immunmodulatorische (= modulierende) Eigenschaften auf. Der Hauptvorteil dieser beiden Präparate: Es kommt, auch bei der Behandlung über einen langen Zeitraum hinweg, nicht zu den «cortisontypischen» Nebenwirkungen wie der Hautverdünnung und anderen (siehe Seite 55). Deshalb können die Präparate auch unbedenklich im Gesicht und am Hals angewendet werden. In großen klinischen Studien mit Tausenden Neurodermitikern – vom Baby bis zum Erwachsenen – wurden die positiven Wirkungen bestätigt. Manche der Betroffenen haben die Mittel sogar bis zu drei Jahre regelmäßig angewendet. Ein kurzzeitiges Brennen und ein Hitzegefühl beim Auftragen auf die betroffenen Hautstellen können als Nebenwirkungen auftreten. Sie klingen jedoch schnell ab und treten nach fünf bis zehn Tagen nicht mehr auf. Beide Stoffe ähneln sich in ihrer Wirkungsweise: Sie dämmen die Produktion entzündungshemmender Botenstoffe (wie Zytokine) ein und hindern so die T-Helferzellen daran, Fremdstoffe übermäßig stark zu bekämpfen. Zusätzlich wird der Juckreiz schnell gelindert, weil in den Mastzellen die Freisetzung von Histamin und anderen Substanzen unterdrückt wird. Mit zunehmender Abheilung des Ekzems erhöht sich auch die Hautbarriere, so dass der Wirkstoff immer weniger tief in die Haut eindringt. Beide Präparate können allein oder in Kombination mit einer Basispflege angewendet werden. Neben den vielen Vorteilen haben die teuren Immunmodulatoren allerdings den Nachteil, dass nach ihrem Absetzen die Neurodermitis wieder aufflammen kann. Hautexperten sehen die Therapie mit den Substanzen daher eher unter prophylaktischen Gesichtspunkten, weil sie in der nichtakuten Phase Schübe verhindern und im cortisonfreien Intervall die Behandlung erleichtern können. Einen endgültigen Ersatz für Cortison-Präparate stellen nach den bisherigen Erfahrungen auch bei Kleinkindern diese Mittel nicht dar. Außerdem ist zu beachten: Wenn nach etwa zwei Wochen keine Besserung des Hautzustandes eingetreten ist, haben die Präparate ihre gewünschte Wirkung nicht entfaltet. Dann wird der Arzt ein anderes Behandlungsschema empfehlen, denn ein Wundermittel für jede Neurodermitiker-Haut sind auch die Immunmodulatoren nicht.

47. Welche Medikamente kann ich bei einem «Schub» einnehmen?

Bei sehr starken Neurodermitis-Schüben und unerträglichem Juckreiz kann es zeitweise sinnvoll sein, mit einer systemischen Therapie gegenzusteuern. Wie bereits erwähnt, eignen sich dafür Cortison-Präparate als Tabletten oder Spritze ebenso wie folgende Arzneimittel:

→ **Antihistaminika.** Der Juckreiz ist bei der Neurodermitis ein quälendes, bestimmendes Merkmal (→ Symptome, Seite 23) und wird durch den Botenstoff Histamin verursacht. Um die Ausschüttung des Histamins in das Gewebe zu verhindern, werden Antihistaminika eingesetzt. Sie haben eine entzündungshemmende Wirkung und sind den Histaminmolekülen sehr ähnlich. Deshalb sind sie auch in der Lage, an den Histaminankerplätzen anzudocken. Sind genügend Ankerplätze von Antihistamin-Molekülen belegt, kann das Histamin nirgends mehr andocken – der Juckreiz wird erheblich reduziert oder bleibt ganz aus. Ferner verhindern diese Medikamente, dass das Histamin aus den Mastzellen ins Gewebe geschwemmt wird. Manche Antihistaminika, die als Tabletten eingenommen werden, wirken bereits nach 20 Minuten. Juckkrisen sind damit besser zu überstehen. Es werden zwei Gruppen von Antihistaminika unterschieden: Präparate, die müde machen (sedierend), und Mittel, die nicht müde machen (nichtsedierend). Letztere können auch im Straßenverkehr, von Maschinenarbeitern und Flugzeugführern bedenkenlos angewendet werden. Für Kinder werden eher Präparate empfohlen, die abends eingenommen werden können und müde machen, weil sie das Ein- und Durchschlafen erleichtern. Antihistaminika machen nicht abhängig und können daher auch, falls nötig, über längere Zeiträume eingesetzt werden.

→ **Mastzellstabilisatoren.** Geht die Neurodermitis mit einer Allergie, beispielsweise Heuschnupfen, einher, sind Mastzellstabilisatoren wirksam. Sie stabilisieren die Wand der Mastzellen und verhindern, dass das Histamin ausgeschüttet wird. Sie können als Augentropfen, Nasenspray, als Tablette sowie als Aerosol zum Inhalieren angewendet werden, wie beispielsweise die Cromoglicinsäure.

→ **Ciclosporin A.** Es wird, ebenso wie Tacrolimus und Pimecrolimus, aus einem Pilz (Tolypocladium inflatum Gams) gewonnen und unterdrückt im Körper Immunreaktionen. Es kommt in der Regel bei Organtransplantationen zum Einsatz. Bei schwerer Neurodermitis kann das hochpotente, wirksame Medikament im Einzelfall bei Erwachsenen (nicht bei Kindern) in einer niedrigeren Dosierung eingesetzt werden, um die Nebenwirkungen zu begrenzen. Bei der längerfristigen Einnahme ist mit erheblichen Nebenwirkungen zu rechnen, dazu zählen Nierenschäden, Bluthochdruck sowie nach jahrelanger Anwendung die Entstehung von Lymphomen (= Lymphdrüsen-Vergrößerungen). Nach Absetzen des Medikamentes kommt es häufig zu einem Wiederauftreten der Symptome.

→ **Psychopharmaka.** Diese Wirkstoffgruppe beeinflusst das Nervensystem. Dazu gehören auch die Tranquilizer (starke Beruhigungsmittel), die den Organismus und die Nerven ruhig stellen und so indirekt den Juckreiz beeinflussen. Weil diese Medikamente abhängig machen, dürfen sie nur in schwersten Juckkrisen und nur sehr kurzfristig von Erwachsenen eingenommen werden. Als Alternative bieten sich Psychopharmaka an, die eine antihistaminische Wirkung haben und ebenfalls beruhigen. Allerdings sollten alle diese Mittel nur unter strenger ärztlicher Kontrolle eingenommen werden.

Naturheilverfahren

Wirkstoffe aus der Natur erfreuen sich zunehmender Beliebtheit. Sie haben eine jahrhundertealte Tradition und werden wegen ihrer vermeintlich «sanften» Wirkweisen geschätzt. Doch wichtig ist zu wissen: Auch Phytopharmaka sind potente Medikamente mit Wirkungen und Nebenwirkungen, wenn sie unkritisch eingesetzt werden. Außerdem haben Auszüge aus Pflanzen häufig allergisierende Wirkungen. Daher ist vor ihrer Anwendung besser immer der Rat eines Arztes einzuholen.

48. Welche Verfahren haben sich bisher bewährt?

→ **Gerbstoffe:** Seit langer Zeit haben Gerbstoffe, die aus Pflanzen gewonnen werden, einen festen Platz in der Behandlung juckender, nässender und entzündlicher Hauterkrankungen. Sie sind auch in Tees enthalten, und etwa 20 verschiedene Gerbstoffe darin sind bekannt. Besonders Schwarzer Tee enthält viel Gerbsäure, weshalb er sich auch gut für feuchte Umschläge eignet (siehe Seite 66), um bei einem entzündlichen Neurodermitis-Schub Linderung zu bringen. Da Pflanzenbestandteile immer auch Allergene enthalten, werden Gerbstoffe heute synthetisch hergestellt, um die Risiken für allergische Reaktionen auszuschließen. Ihre Wirkung beruht auf ihren unspezifischen Reaktionen mit Eiweißen, denn dadurch werden entzündungs- und juckreizfördernde Moleküle abgefangen. Zusätzlich bildet sich aus der Interaktion der Gerbstoffe mit den Eiweißen eine künstliche Barriere, die wasserunlöslich ist und das Gewebe oberflächlich abdichtet. Somit lassen sich nässende Hautreaktionen (Sekretbildung) sowie das Eindringen von Krankheitskeimen verhindern. Neben der äußerlichen Anwendung werden Gerbstoffe auch zur inneren Behandlung eingesetzt, weil sie eine reizlindernde Wirkung auf die Schleimhaut haben. So stoppen sie das Rumoren im Magen und Darm bei Durchfällen und beruhigen die Darmschleimhaut ebenso wie bei Entzündungen am Zahnfleisch und im Hals- oder Rachenraum sowie im Genital- und Analbereich. Gurgellösungen oder Sitzbäder mit Gerbstoff-Zusätzen oder entsprechende Cremes bringen schnelle Linderung. Gerbstoffe haben sehr viele positive Eigenschaften. Sie wirken

- adstringierend (lateinisch adstringere = zusammenziehen) auf die Schleimhäute,
- reizmildernd,
- entzündungshemmend (auf die Mastzellen),
- sekretionshemmend (verhindern, dass nässende Hautstellen entstehen),
- antimikrobiell und antibakteriell (gegen Krankheitskeime),
- antiviral (gegen [Herpes-]Viren),
- blutdrucksenkend (antihypertensiv),
- antioxidativ (als Radikalefänger).

Für die Behandlung der Neurodermitis und anderer Ekzeme, die mit trockener Haut einhergehen, sind fetthaltige Gerbstoff-Cremes auf W/O-Basis empfehlenswert. In der akuten entzündlichen Phase und bei nässenden Hautarealen sind Präparate mit hohem Wasseranteil auf O/W-Basis günstiger (siehe Seite 42). Dazu zählen Lotionen, die bis zu 70 Prozent Wasseranteile enthalten, und Hydrogele, die einen zusätzlichen Kühleffekt haben. Wenn die Ekzem-Haut stark schwitzt, kann auch gerbstoffhaltiger Puder, speziell in den Hautfalten aufgetragen, Feuchtigkeit binden. Für Umschläge sowie Teil- und Vollbäder gibt es Pulver, die wasserlöslich sind.

→ **Feuchte Umschläge:** Um den oftmals unerträglichen Juckreiz bei Neurodermitis zu nehmen und um die rote und heiße Haut zu beruhigen, helfen feuchte Umschläge. Dabei werden dünne Mullbinden beispielsweise um die Unterarme, Ellenbeugen oder Knie gewickelt und dann mit einer physiologischen Kochsalzlösung beträufelt. Solche Umschläge sollte man zehn bis 15 Minuten einwirken lassen. Durch die Verdunstungskälte entsteht ein angenehmer «Kühleffekt». Statt der Kochsalzlösung kann auch ein «stilles» Quellwasser verwendet werden. Bei Babys ist das Abtupfen der gereizten und geröteten Hautstellen mit einem getränkten Wattebausch eine gute Möglichkeit, Juckreiz und Schwellungen zu lindern. Die entzündungshemmende Wirkung der **Gerbstoffe** kann man durch Pulver, die sich in Wasser auflösen lassen, ebenfalls für Umschläge nutzen. Ebenso ist die Gerbsäure in **Schwarztee** bei einem akuten Entzündungsschub lindernd, wenn Umschläge mit kaltem schwarzem Tee beträufelt werden. Das kann die Abheilung beschleunigen und den Juckreiz besänftigen. Damit möglichst große Gerbstoffmengen gelöst werden, empfiehlt es sich allerdings, den Tee mindestens zehn Minuten ziehen zu lassen. Bevor der Umschlag aus Mullbinden damit durchtränkt wird, ist der Tee einige Zeit im Kühlschrank zu deponieren. Danach ist der Kühleffekt noch intensiver. Der Umschlag ist erst dann wieder zu benetzen, wenn er fast vollständig getrocknet ist. Allerdings kann die verdunstete Flüssigkeit die Haut auch stärker austrocknen. Deshalb ist es ratsam, solche Umschläge nicht zu oft hintereinander zu machen. Lassen Sie Ihr Kind bei diesen Anwendungen mithelfen, denn das Gefühl, selbst etwas tun zu können, verstärkt die Wirkung.

Baden in Eichenrinde.
Die Gerbstoffe der Eichenrinde können entzündliche und juckende Hauterkrankungen lindern. Für Voll- und Teilbäder werden 5 Gramm auf 1 Liter Wasser angesetzt. Die nach dem Fassungsvermögen der Badewanne abgemessene Eichenrinde (etwa 700–900 Gramm) aus der Drogerie oder Apotheke 15 bis 20 Minuten kochen, den Sud dann filtern und dem 35° bis 37° warmen Badewasser zugeben. Das Bad sollte 15 bis 20 Minuten dauern. Nicht anwenden bei großflächigen Hautschäden

oder großen nässenden Ekzemen.

Kleopatra-Bad.
Schon die ägyptische Königin schätzte es, in Eselsmilch zu baden, um ihre Haut zu pflegen. Ein Bad mit dem Zusatz von Milch oder Sahne hilft, die Haut mit Fett zu versorgen und geschmeidig zu halten. Für Kinder eignen sich auch feuchte Umschläge mit einer Mischung aus Ziegenmilch und Öl. Durch den Fettanteil im Öl trocknet die Haut nicht so schnell aus.

49. Wann hilft Gamma-Linolensäure?

Einige Untersuchungsergebnisse deuten darauf hin, dass bei Neurodermitikern auch eine genetisch bedingte Störung im Fettstoffwechsel vorliegt. Dies kann durch die Einnahme von Gamma-Linolensäure ausgeglichen werden. Zu den lebensnotwendigen Fettsäuren, die im Körper wichtige Aufgaben erfüllen, gehören die Linolsäure (= 2fach ungesättigte Fettsäure) und die Linolensäure (= 3fach gesättigte Fettsäure). Die Linolensäure hemmt entzündungs- und juckreizfördernde Substanzen und produziert unter anderem das Prostaglandin E1, das antientzündlich wirkt. Die Linolsäure stabilisiert die Strukturen der Zellmembranen und der Haut. Sie ist zu 20 Prozent in der Haut gesunder Menschen vertreten. Vermindert sich der Anteil dieser Fettsäure, wie bei Hautkranken, so wird die Haut trocken, unelastisch und schuppig, denn diese Fettsäuren halten die Haut feucht und geschmeidig. Um Gamma-Linolensäure zu produzieren, wandelt der Körper Linolsäure um. Doch weil die essenziellen Fettsäuren weder in der Haut noch im Körper gebildet werden können, müssen sie über die Nahrung aufgenommen werden, z. B. über pflanzliche Öle, wie Raps-, Distel- und Weizenkeimöl.
Einige Wissenschaftler gehen davon aus, dass Neurodermitiker mit diesem Umwandlungsprozess Schwierigkeiten haben, und so empfiehlt es sich, besonders für Kinder, Gamma-Linolensäure direkt einzunehmen. Sie wird hauptsächlich aus Nachtkerzenöl und Boretschsamenöl gewonnen und kann als Kapsel geschluckt werden. Weil Kinder nicht gerne Medikamente einnehmen, kann es hilfreich sein, eine Kapsel zu öffnen, um den Inhalt direkt auf die Haut zu schmieren oder in die Kinderkost zu rühren. Durch Studien eindeutig belegt ist die Wirkung der teuren Kapseln allerdings nicht. Einige Untersuchungen zeigen jedoch,

dass bei manchen Neurodermitikern der Juckreiz minimiert wurde, die Schübe seltener auftraten und sich das Hautbild verbesserte. Die Einnahme erfolgte allerdings über mehrere Wochen und Monate hinweg – bis hin zu einem Jahr. Der Körper muss das Öl erst langsam «einbauen», um es wirksam umsetzen zu können. Frühestens nach sechs bis acht Wochen zeigt sich ein positiver Effekt. Für die Akutbehandlung ist die Gamma-Linolensäure damit nicht geeignet. Ist der Wirkstoff Bestandteil einer Hautcreme, ist es sogar unwahrscheinlich, dass eine ausreichende Menge ins Blut gelangt, um eine sichtbare Wirkung zu entfalten, weil die Dosis zu gering ist. Zur Hautpflege und Stabilisierung ist solch eine Creme jedoch geeignet.

50. Welche Heilpflanzen können helfen?

→ **Bittersüßstängel.** Bittersüß ist ein Nachtschattengewächs, das den Wirkstoff Solasodin enthält. Er wirkt ähnlich entzündungshemmend wie Cortison, wenn auch deutlich schwächer, dafür jedoch ohne dessen Nebenwirkungen. Die im Stängel enthaltenen Gerbstoffe wirken ähnlich beruhigend wie schwarzer Tee und reduzieren die Schweißbildung. Bittersüßstängel-Extrakte können allerdings auch giftige Pflanzenstoffe (Alkaloide) enthalten. Darum sollte dieses Heilmittel nicht über einen längeren Zeitraum hinweg angewendet werden.

→ **Johanniskraut.** Eine Pflegecreme auf Johanniskraut-Basis scheint hinsichtlich der Bakterienbesiedlung wirksam zu sein. Die neuesten Ergebnisse aus der Hautforschung an der Universität Freiburg geben erste Hinweise und zeigen, dass der in Johanniskraut enthaltene Wirkstoff Hyperforin Bakterien (Staphylokokken) eliminieren kann. Diese Bakterien gedeihen auf der trockenen, rissigen Haut von Neurodermitikern besonders gut und führen zu unangenehmen Infektionen. Wie die Forscher nachweisen konnten, verbesserte eine regelmäßige Körperpflege mit Produkten auf Johanniskraut-Basis in vielen Fällen den Hautzustand erheblich. Johanniskraut kann auch in homöopathischer Verdünnung (Hypericum) als Tropfen eingenommen werden. Allerdings gilt es zu beachten, dass Johanniskraut die Haut für Sonnen- und künstliches UV-Licht sensibilisieren kann. Daher ist die Anwendung während der Wintermonate günstiger, weil die Haut weniger der Sonne ausgesetzt ist. Sonnenbäder gilt es für die Zeit der Anwendung zu vermeiden.

Alternative Therapien

Wenn die Schulmedizin vermeintlich nicht mehr helfen kann oder wenn man grundsätzlich eher alternativen Therapieformen vertraut, eröffnet sich ein weites Feld von Behandlungsmöglichkeiten bei Neurodermitis. Allerdings ist dabei zu bedenken, dass für viele dieser alternativen Methoden die wissenschaftlichen Wirknachweise nach wie vor ausstehen. Natürlich können sie in dem einen oder anderen Fall hilfreich sein und den Zustand der Haut verbessern. Doch müssen viele der nachstehend erwähnten Methoden über einen langen Zeitraum hinweg angewendet werden, um Wirkung zu zeigen.

Nach Meinung erfahrener Naturheilmediziner wirken die hier vorgestellten alternativen Therapien für sich allein nicht so tiefgreifend, als wenn verschiedene Verfahren miteinander kombiniert werden.

Letztendlich müssen Sie aber, nach gründlicher Beratung mit Ihren Ärzten oder Heilpraktikern sowie unter Abwägung von Kosten und Nutzen, für sich allein entscheiden, welche Maßnahmen langfristig sinnvoll sind. Von Ihrem Arzt erfahren Sie auch, welche alternativen Therapien vom Bundesinstitut für Arzneimittel zugelassen sind, denn nur Kosten für zugelassene Methoden werden von den Krankenkassen erstattet. Die gesetzlichen Krankenkassen bezuschussen heute allerdings nur noch sehr wenige dieser Therapien.

51. Welchen Einfluss hat die Darmflora auf das Immunsystem?

Manche Ärzte und Heilpraktiker gehen davon aus, dass eine gestörte Darmflora an der Entstehung chronischer Hautkrankheiten, so auch der Neurodermitis, beteiligt ist. Um den Zusammenhang zu verstehen, ist es wichtig, über das «Ökosystem Darm» Näheres zu wissen.

Unbestritten ist, dass nur eine gesunde Darmflora Krankheitserreger abwehren kann und damit eine Schutzbarriere darstellt. Mit einer Gesamtoberfläche von etwa 200 Quadratmetern bildet der Darm die größte Grenzfläche zwischen Organismus und Außenwelt. Die etwa neun Meter (!) langen Darmverschlingungen sind mit der rund 400 Quadratmeter großen Darmschleimhaut ausgekleidet. Dort siedeln etwa 400 bis 500 Bakterienarten, die mit 100 Billionen (!) Keimen besetzt sind – mehr als der Mensch Zellen im ganzen Körper hat. Unser Darm ist also ein hochkomplexes Ökosystem. Rund 70 Prozent unserer Immunität haben sich durch den Kontakt von Antigenen mit den Immunstrukturen des Darms entwickelt. Die genannten physiologischen Bakterien schützen nun unseren Organismus vor Infektionen, indem sie krankmachende Eindringlinge, wie zum Beispiel Salmonellen oder Candida-Pilze, abwehren. Außerdem erhalten die Darmbakterien unsere Darmstrukturen gesund und unterstützen unbemerkt rund um die Uhr die Verdauungsvorgänge und Ausscheidungsprozesse. Wir bemerken erst, dass etwas mit unserem Immunsystem im Darm nicht stimmt, wenn wir unter Verstopfung oder Durchfall leiden, Blut im Stuhl ist oder ein ständiger Juckreiz im Analbereich auf Darmpilze hinweist. Ist die Schutzbarriere erst einmal gestört, wird die Darmwand noch durchlässiger für Eindringlinge. Da der Darm auch mit anderen schleimhautassoziierten lymphatischen Geweben in unseren weiteren Organen verbunden ist, können sich bei einer nicht intakten Darmflora Krankheitserreger an anderen Schleimhäuten im Organismus ansiedeln. So kann es beispielsweise vorkommen, dass Darmpilze in die Mundhöhle wandern.

52. Kann die Haut über das Immunsystem des Darms beeinflusst werden?

Es gibt die Vermutung, dass bei Neurodermitikern das empfindliche Zusammenspiel der Bakterien und damit auch die Darmflora gestört ist, so dass der Stoffwechsel nicht einwandfrei funktioniert und sich vermehrt Pilze im Darm ansiedeln können. Giftstoffe können somit leichter in den Körper eindringen und ziehen Hautirritationen nach sich. Eine positive Veränderung der Darmflora mit Hilfe der **Symbioselenkung** soll die Neurodermitis heilen. Dabei werden mittels einer Stuhlprobe die Darmpilze analysiert und ihre Anzahl bestimmt. Die körpereigenen Pilze werden dann in verschiedenen aufeinander folgenden Wirkstärken aufbereitet und in veränderter Form als Tropfen wie-

der verabreicht. Ziel ist es, die krankmachenden Hefepilze zu eliminieren. Dies kann auch durch die Einnahme von Anti-Pilz-Medikamenten (Antimykotika) oder durch eine Anti-Pilz-Diät unter ärztlicher Kontrolle erfolgen. Begleitend dazu müssen zu vermeidende Nahrungsmittel-Allergene herausgefunden werden.
Die Wirksamkeit der aufwändigen Symbioselenkung ist bislang nur teilweise erklärbar und wissenschaftlich noch nicht eindeutig belegt. Trotzdem sehen Ärzte bei einigen Neurodermitikern während dieser Therapie eine Besserung des Hautbildes. Bis jedoch Tropfen, Kapseln oder Spritzen eine Wirkung zeigen, kann einige Zeit vergehen.

53. Kann eine Eigenbluttherapie nützlich sein?

Bei dieser Therapie wird den Betroffenen Blut abgenommen, das im Anschluss mit immunwirksamen Substanzen aufbereitet wird, um verdünnt oder pur wieder in die Muskulatur (den Po) gespritzt oder als Tropfen verabreicht zu werden. Auf diese Weise wird ein milder, unspezifischer Entzündungsreiz gesetzt. Die Befürworter der alternativen Heilmethode sind überzeugt, damit das Immunsystem des Patienten positiv zu stimulieren und die Selbstheilungskräfte zu wecken. Schulmediziner betrachten die Therapie und die Erfolgschancen allerdings eher skeptisch. Dabei wurde die Eigenbluttherapie bereits in den zwanziger Jahren von deutschen Ärzten zur Entzündungshemmung entwickelt und findet heute eine breite Anwendung, auch zur Behandlung von Infekten, Allergien und atopischen Erkrankungen. Wie dieses Verfahren wirkt und funktioniert, ist bislang nur durch theoretische Erklärungen fixiert – eindeutige wissenschaftliche Nachweise für diese kostengünstige Therapie stehen immer noch aus.
Neuere Studien können möglicherweise mehr Licht ins Dunkel bringen. So haben britische Wissenschaftler der Universität Exeter in einer aktuellen Untersuchung 31 Neurodermitiker in einer Doppelblindstudie erfolgreich getestet.
Über einen Zeitraum von fünf Wochen wurde der Hautzustand der Teilnehmer beobachtet, während die eine Gruppe einmal wöchentlich mit Eigenblut behandelt wurde, die andere aber lediglich ein Placebo verabreicht bekam. Die Untersuchungsergebnisse zeigten, dass sich der Hautzustand der Gruppe, die tatsächlich ihr Blut erhielt, entschieden gebessert hatte. Die Teilnehmer selbst konnten allerdings keine positive Veränderung hinsichtlich

Schlafqualität oder Juckreiz feststellen.
Bevor die Eigenbluttherapie zur Behandlung von Neurodermitis generell empfohlen werden kann, müssen weitere, größer angelegte Studien erfolgen, um die Ergebnisse zu sichern.

54. Kann die «Traditionelle Chinesische Medizin» (TCM) helfen?

Die chinesische Medizin setzt sich aus verschiedenen Therapieformen zusammen, von denen Akupunktur und Kräuterheilkunde die beiden Hauptsäulen sind. Qi-Gong, Tuina-Massage und Ernährung ergänzen das Spektrum. Die chinesische Medizin entwickelte sich in über 2000 Jahren zu einem komplexen System der Diagnose und Behandlungsformen vor dem Hintergrund einer Lebensphilosophie, die den Menschen als ganzheitliches Wesen betrachtet. Auch hier wird davon ausgegangen, dass bei Beschwerden, Krankheiten und Schmerzen eine Disharmonie der Körperenergien besteht, die durch die Therapie wieder in Einklang gebracht werden können.
Bevor der Arzt eine Therapieform oder -kombination vorschlägt, erfolgt zunächst eine ausführliche Anamnese (Aufnahme der Krankengeschichte), bei der sowohl psychische als auch körperliche Faktoren berücksichtig werden.
Wenn Sie sich für eine Behandlung mit **Heilkräutern** entscheiden, die meistens in Form von Tee verabreicht werden, sollten Sie wissen, dass auch hier, wie bei allen anderen pflanzlichen Medikationen, allergische Reaktionen auftreten können. Die Therapie mit chinesischen Kräutern darf deswegen nur unter Aufsicht eines Arztes durchgeführt werden!
Behandlungen im Rahmen der **Akupunktur** sind bei uns mittlerweile in der Schmerztherapie anerkannt. Die «Nadel»-Methode basiert auf der Erkenntnis, dass neben dem Blutkreislauf noch ein Energiekreislauf existiert. In diesen Energie-Leitbahnen (= Meridiane) fließt unsere Lebenskraft (= Qi, sprich: tschi). Den 14 Meridianen, auf denen sich die rund 700 Akupunkturpunkte befinden, sind Funktionen einzelner Organe zugeordnet. Ist nun der Strom des Qi gestört, können einzelne Organe erkranken. Durch das Stechen mit den Akupunkturnadeln werden Haut und Muskulatur, die mit den inneren Organen in Beziehung stehen, gereizt und das Qi stimuliert, damit es wieder frei fließen kann.
Erfahrene Therapeuten vertreten die Meinung, dass die Akupunktur die Neurodermitis zwar nicht direkt beeinflussen kann, sich der Gesamtzustand und das psychische

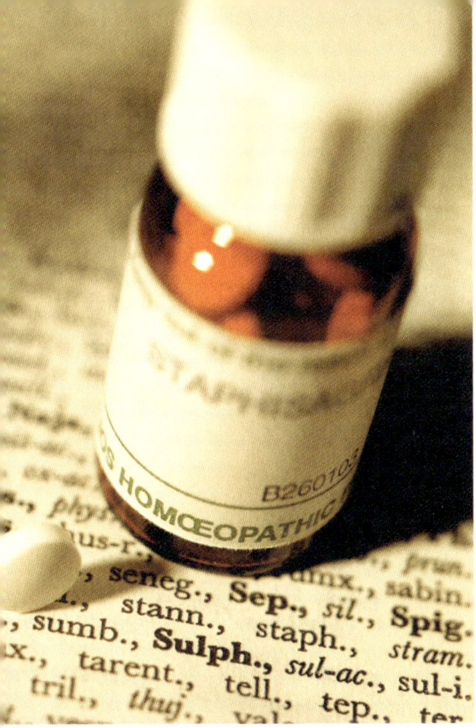

Wohlbefinden aber verbessern lassen.

55. Was kann Homöopathie bewirken?

Dieses Heilverfahren stellt einen wichtigen Baustein für die Therapie der Neurodermitis dar. Es wird seit über 200 Jahren angewendet und wurde von dem Arzt, Apotheker und Chemiker Samuel Hahnemann entwickelt. Er stellte fest, dass bestimmte Substanzen im Organismus Krankheitssymptome auslösen können, die durch die Einnahme selbiger Substanz in verdünnter Form auch wieder umgekehrt werden können. Daraus entwickelte sich das so genannte »Simile-Prinzip« (lateinisch: simile = ähnlich), das heißt: Ähnliches soll durch Ähnliches geheilt werden. Die entsprechenden Substanzen werden dazu verdünnt und verschüttelt, was in der Homöopathie als «Potenzieren» bezeichnet wird.
Die Komplexität der Homöopathie erklärt sich durch die große Anzahl der Medikamente. Je nach individueller Symptomatik werden gleiche Substanzen für verschiedene Krankheiten eingesetzt.
Um die Gesamtheit der Symptome in die Untersuchung einzubeziehen und die Krankheit nicht isoliert zu betrachten, muss sich der Therapeut ein Bild von der Persönlichkeit eines Menschen, mit seinen individuellen Neigungen und Verhaltensweisen, verschaffen.
Homöopathika zielen darauf ab, den Körper zur Selbstheilung anzuregen und das Gleichgewicht im Körper wiederherzustellen. So kann eine nachhaltige Besserung der Beschwerden erzielt werden.
Die Mittel werden in verschiedener Verdünnung (Potenzierung) als Tabletten, Tropfen oder Kügelchen (Globuli) verabreicht. Bei akuten

Erkrankungen werden niedrigere, bei chronischen höhere Potenzen eingesetzt. Typisch für den Verlauf einer homöopathischen Behandlung kann die »Erstverschlimmerungsreaktion« sein: Die Beschwerden verstärken sich zunächst, bevor sie danach abklingen.
Die Homöopathie erfreut sich zunehmender Beliebtheit und wird von immer mehr Ärzten eingesetzt. Die Wirksamkeit dieser Mittel muss nicht, wie bei anderen Medikamenten, in klinischen Versuchen nachgewiesen werden, um verordnet werden zu können. Wissenschaftler beurteilen, nach Auswertung zahlreicher Studien (Meta-Analysen), die Homöopathika zur Therapie der Neurodermitis positiv.

56. Welche weiteren Verfahren gibt es?

→ **Eigenurin:** Die Anwendung von Eigenurin hat bisher keine überzeugenden Wirksamkeitsnachweise geliefert, so dass diese Methode eher skeptisch betrachtet werden muss und nicht generell empfohlen werden kann. Dennoch findet sie mehr und mehr Anhänger. Die Hoffnung, die hinter dieser Maßnahme steht, zielt darauf ab, dass mit den in Urin enthaltenen Mikromengen unterschiedlicher Stoffe die Haut positiv beeinflusst werden kann. Um die Haut feucht zu halten, ist es jedoch sinnvoller, handelsübliche Harnstoff-Cremes oder Salben, die im Gegensatz zu Urin frei von Bakterien und Keimen sind, anzuwenden.

→ **Autohomologe Immuntherapie** (AHIT): Die auch unter der «Methode nach Dr. Kief» bekannte Therapieform basiert auf der Trennung verschiedener Blutbestandteile im Labor, die biochemisch geringfügig verändert und zu einem Medikament verarbeitet werden. Sie werden als Spritze, Nasenspray oder Tropfen verabreicht und sollen im Immunsystem Antikörperreaktionen hervorrufen sowie körpereigene Botenstoffe in die Lage versetzen, die Neurodermitis zu bekämpfen. Die teure Therapie muss langfristig – bis zu einem Jahr – durchgeführt werden, doch die Ergebnisse fallen nicht immer günstig aus.

→ **Bioresonanztherapie:** Die Bioresonanztherapeuten gehen bei dieser Methode davon aus, dass durch die Neurodermitis die vom Körper erzeugten Schwingungen (Bioströme) gestört sind und durch die Therapie wieder harmonisiert werden können. Um die elektromagnetischen Körperschwingungen zu ermitteln, müssen die Betroffenen eine

Elektrode anfassen, die die Schwingungen aufzeigt und an ein Gerät überträgt. Dort werden sie umgewandelt und dem Patienten danach wieder zugeführt. Durch die mehrmalige Behandlung lernt der Körper, das neue Schwingungsmuster selbständig zu erhalten. Außerdem sollen die «disharmonischen» Schwingungen in Reaktion auf verschiedene Stoffe (Lebensmittel, Chemikalien, Toxine) mit dem Bioresonanzgerät gefiltert werden. Durch die so genannte «Löschung» der krankhaften Schwingungen bekommt der Körper bei der Rückgabe dann nur noch die gesunden Signale übermittelt. Diese Therapie scheint häufig gute Ergebnisse zu bringen, obwohl bislang keine wissenschaftliche Erklärung dafür existiert.

→ **Bachblüten.** Diese Pflanzenblütentherapie ist auf den englischen Arzt und Forscher Edward Bach zurückzuführen, der zu den Pionieren der psychosomatischen Medizin gehört. Er entdeckte und entwickelte ein natürliches Behandlungsverfahren zur Förderung der seelischen Gesundheit und damit zur Vorbeugung von körperlichen Erkrankungen. Zur Anwendung kommen 38 speziell (homöopathieähnlich) aufbereitete Blütenauszüge von wild wachsenden Pflanzen und Bäumen in individuell zusammengestellten «Bachblüten-Mischungen». Sie werden durch Zugabe von alkoholischer Lösung als Tropfen verabreicht. Die Original Bachblüten werden größtenteils heute noch an den von Edward Bach festgelegten englischen Fundorten in freier Natur gesammelt. Die Behandlung ist weitgehend nebenwirkungsfrei und verträgt sich mit jeder anderen Therapie. Zur Begleitung chronischer Krankheiten wird sie zunehmend geschätzt. Besonders bewährt haben sich Bachblüten bei Beschwerden, die durch psychovegetative Symptomatiken entstanden sind und sich u. a. als Neurodermitis manifestieren können. Eine Bachblüten-Creme wird gerne bei Kindern mit akutem Neurodermitis-Schub angewendet. Erste Symptome wie starker Juckreiz und Schwellung können damit manchmal abgeschwächt werden.

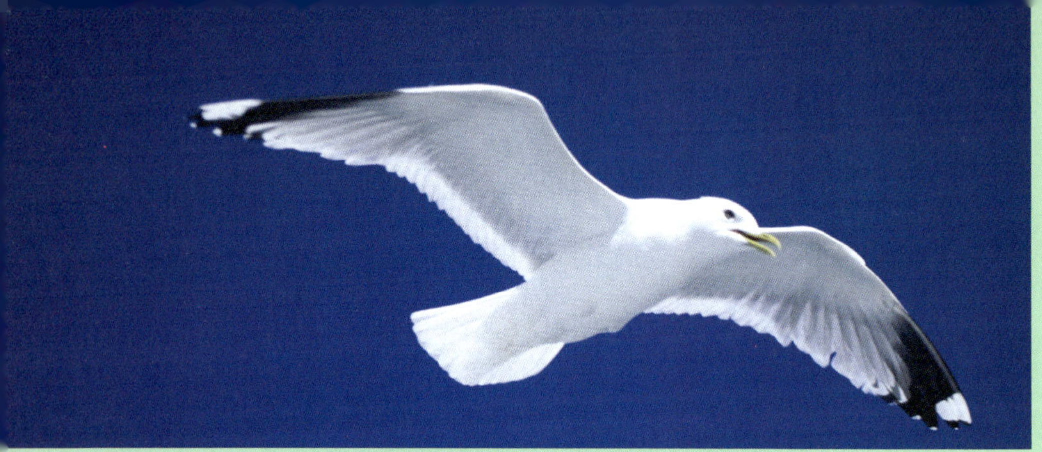

Die Psyche

Seele und Körper gehören zusammen

Grundlagen

Gerade für Neurodermitiker trifft der Satz zu, dass die Haut «der Spiegel der Seele» ist. Denn sie sind im wahrsten Sinne des Wortes dünnhäutiger als andere Menschen. Jede Spannung und jede Stresssituation spiegeln sich auf der Haut wider, die auf seelische Belastungen mit einem neuen Entzündungsschub reagieren kann. Weil länger andauernder psychischer Stress häufig zur Verschlimmerung der Neurodermitis führt, sind die positive Einstellung zum eigenen Körper, die Sensibilität des sozialen Umfeldes für die Krankheit sowie die Kenntnis von Entspannungsverfahren wichtige Voraussetzungen, um psychisch bedingten Krankheitsschüben zu begegnen.

Familien mit einem Neurodermitiker-Kind geraten häufig an die Grenzen ihrer Belastbarkeit. Wenn die Diagnose feststeht, ist zwar das Wissen um die Hautkrankheit da, doch Unsicherheiten im Umgang damit, Unruhe durch noch ungeregelte Tages- und Hautpflege-Abläufe sowie Verzweiflung, wenn die eingeleitete Therapie keine zufriedenstellende Wirkung zeigt, machen das Familienleben schwierig. Die Unruhe der Eltern überträgt sich sogar schon auf Säuglinge, die dann mit einem Schub oder vermehrten Kratz-Attacken reagieren.
Für Neurodermitiker und ihre Angehörigen ist es daher besonders wichtig, Geduld zu haben und sich mit der Krankheit auseinander zu setzen. Wer die Krankheit akzeptiert, wird auch in der Lage sein, besser damit zu leben.

Ruhe und Entspannung finden – den Stress hinter sich lassen

57. Wie wirkt psychischer Stress auf den Körper?

Die Forschung über die Zusammenhänge zwischen unserer Psyche, dem Immunsystem und den Organen (Fachbegriff: Psychoneuroimmunologie) läuft auf Hochtouren. Bislang weiß man, dass unser Nervensystem bei psychischem Stress bestimmte Hormone aktiviert, die auch die Hautnerven und ekzembildende Botenstoffe beeinflussen. Forscher haben herausgefunden, dass die Nervenzellen der Haut nicht – wie lange angenommen – in der untersten Hautschicht enden. Vielmehr reichen feinste Nervenverästelungen auch in höher gelegene Hautregionen, wie starke Vergrößerungen durch das Elektronenmikroskop zeigen. Dort enden sie in unmittelbarer Nähe der Abwehrzellen, vor allem der so genannten Mast- und Langerhanszellen (siehe Seite 20). Diese spielen eine zentrale Rolle bei der Entstehung der Neurodermitis, indem sie Entzündungsprozesse und Juckreiz auslösen. Vieles spricht dafür, dass auf diesem Weg Emotionen wie Angst, Wut und Freude direkte Auswirkungen auf die Haut haben. Und: Verschiedene neuronale Botenstoffe werden unter Stress besonders stark ausgeschüttet, darunter auch bestimmte Eiweißstoffe (Neuropeptide), von denen es mehr als 2000 Formen (!) gibt. Sie steuern unter anderem auch das Wachstum von Nervenzellen und sind bei Entzündungsreaktionen vermehrt in der Haut zu finden. Welche Botenstoffe darüber hinaus Stresssignale vom Gehirn in die Haut senden und die Symptome der Neurodermitis auslösen, ist noch nicht geklärt. Blutuntersuchungen lassen aber den Schluss zu, dass sich unter seelischer Belastung wichtige Strukturen an der Oberfläche der T-Lymphozyten verändern. Bei Neurodermitis-Patienten sind diese Veränderungen nachweislich stärker als bei gesunden Menschen. Dies könnte eine Erklärung dafür sein, warum sie eine Entzündungsreaktion in der Haut auslösen.

58. Wirken sich seelische Belastungen immer negativ auf die Haut aus?

Manche Neurodermitiker reagieren heftiger auf seelischen Stress als andere. Das haben Dermatologen, Psychologen und Psychoneuroimmunologen an der Klinik für Psychosomatik und Psychotherapie der Universität Gießen dokumentiert. Die Experten an dieser Klinik zählen zu den führenden in Deutschland und haben untersucht, inwieweit sich die subjektiven Empfindungen von Neurodermitikern mit Erkenntnissen aus klinischen Studien decken. Interessanterweise sagen 70 Prozent der Hautkranken, dass sich bei psychischem Stress die Symptome verschlimmern. Doch objektiv festgestellt wurde eine Verschlimmerung der Neurodermitis nur bei 25 bis 30 Prozent der Patienten.
Seelisch belastend für die Betroffenen ist vor allem die Tatsache, dass jeder neue Ekzemschub, gekennzeichnet durch rote, rissige, entzündete und nässende Hautstellen, für alle anderen Menschen sichtbar ist. Manche meiden dann den Kontakt mit den Hautkranken und haben

Hemmungen, die Betroffenen zu berühren, weil sie glauben, dass die Neurodermitis ansteckend ist. Wird nicht aufgeklärt, kann dies die Neurodermitiker in die soziale Isolation treiben.

59. Wie kann ich für Ruhe und Entspannung sorgen?

Um seelische Spannungszustände abzubauen, ist es wichtig, dass Neurodermitiker lernen, sich (regelmäßig) zu entspannen. Weil sich stressauslösende Umstände nicht immer umgehen lassen, sollte der Stress zumindest am Ende eines jeden Tages abgebaut werden. Dies erreicht man am besten durch Entspannungsverfahren, die auch schon Kinder lernen können. Geeignet dafür sind:

- → Autogenes Training und Yoga,
- → progressive Muskelentspannung nach Jacobson,
- → das Hören von Entspannungsmusik,
- → täglicher Aufenthalt im Freien (Spaziergänge, Walking, Jogging, Radfahren),
- → regelmäßige Sportaktivitäten (Schwimmen, Fitnesstraining, Tanzen, Ballspiele).

All diese Aktivitäten sollten freiwillig ausgeübt werden und Spaß machen. Sie lenken von der Krankheit ab, die Betroffenen fühlen sich in ihrem Körper wohler und treffen Menschen, mit denen sie ein Hobby verbindet.

Babys und Kleinkinder lassen sich gut beruhigen, wenn Sie selbst als Elternteil Ruhe vermitteln können. Etwa ab dem dritten Lebensjahr können sie mit Kindern schon gemeinsam Entspannungsübungen durchführen oder passende Geschichten und Märchen vorlesen. Ab dem siebten Lebensjahr können Kinder selbständig entsprechende Verfahren lernen. Neben Volkshochschulen und Familienbildungsstätten bieten auch Fitnessstudios und manche Krankenkassen Kurse an.

60. Was hilft beim Einschlafen?

Für Kinder:

Die wichtigste Botschaft für Sie und Ihr Kind lautet: Entwickeln Sie Rituale. Diese, kombiniert mit festgelegten Schlafenszeiten (bei Kleinkindern auch Mittagsschlaf) und Mahlzeiten, vermitteln Ihrem Kind Sicherheit, Geborgenheit und Ruhe. Abends könnte der Ablauf so aussehen: Ausziehen, Zähneputzen, Waschen/Baden, Eincrem-Massagen, Schlafanzug anziehen, Geschichte vorlesen, ins Bett kuscheln – mit Kuscheltier oder Schmusetuch, mit einem Spruch «Juckgespenster» verbannen, Schlaflied singen, Licht

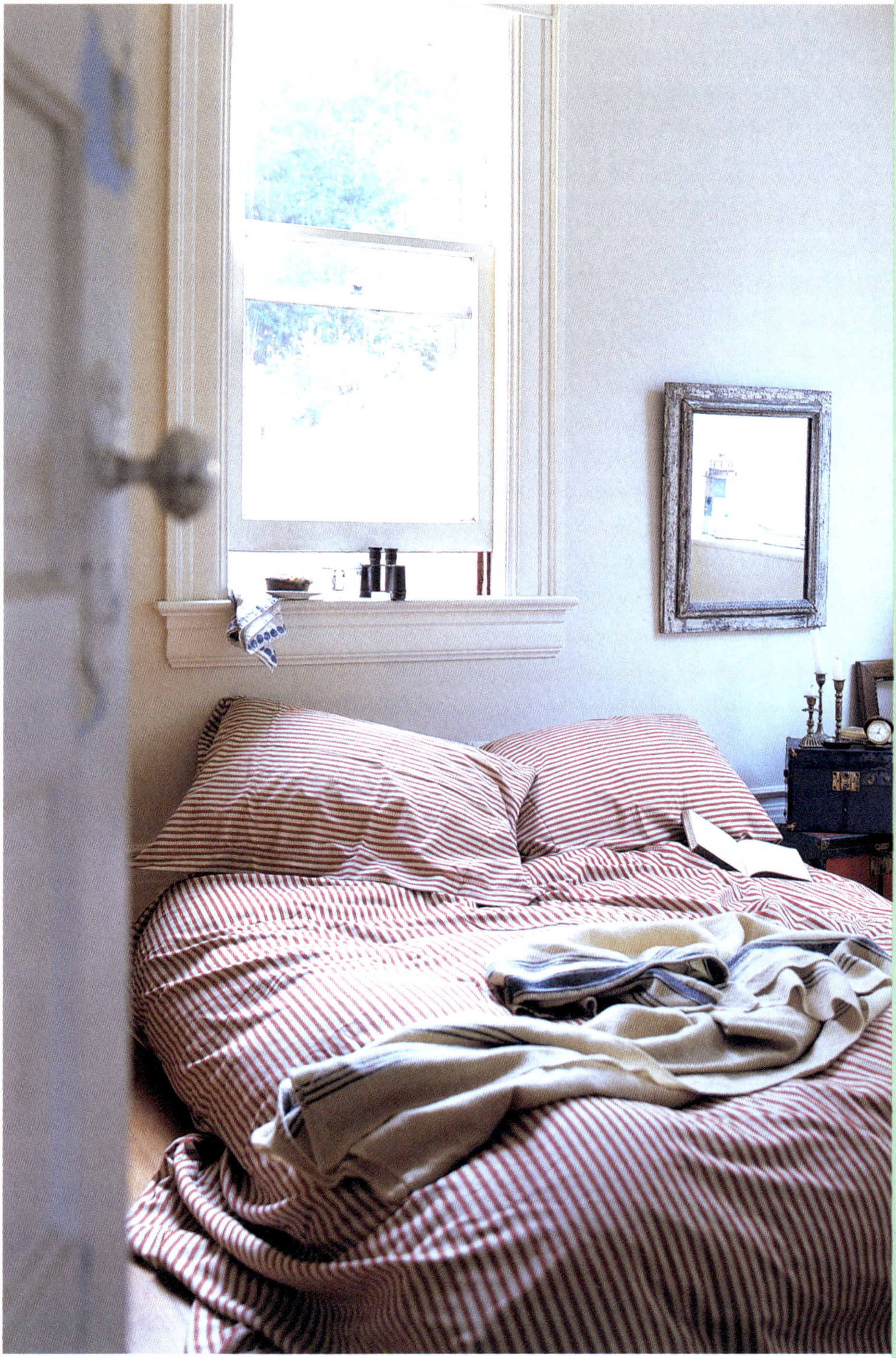

dimmen oder löschen –, und die Ruhe zum Einschlafen ist da. Vielleicht lassen Sie auch eine Kassette mit den Lieblingsschlafliedern oder einem Märchen laufen, bis Ihr Kind eingeschlafen ist. Ein verkürztes Programm eignet sich für die Mittagsruhe, wobei mit dem Kind nach dem Essen gemeinsam eine Entspannungsübung durchgeführt werden kann, so dass es danach vielleicht auf dem Sofa oder im Sessel einschläft. Nicht immer muss es das Kinderbett sein. Das Aufstehen kann mit einem ähnlich ruhigen Ritual beginnen. Vielleicht mit dem ersten Fläschchen im Bett zum Aufwachen, danach eine Schmuserunde, Waschen, Anziehen, Frühstück, Spielen und so weiter.

Für Erwachsene:

Ähnliche Einschlafrituale sind auch für Erwachsene sinnvoll, um zur Ruhe zu kommen. Nichts gegen sportliche Aktivitäten oder Ausgehvergnügen am Abend, doch ein Tag sollte immer ruhig ausklingen. Also: Nicht am Abend Joggen oder im Fitnessstudio trainieren, denn späte sportliche Aktivitäten kurbeln den Kreislauf zu sehr an. Dann fällt es dem Körper schwerer, zur Ruhe zu kommen. Die Zeit für die täglichen Entspannungsübungen unbedingt einplanen. Anschließend vielleicht noch Musik hören oder eine paar Seiten lesen. Besser im TV einen Liebesfilm als den Horrorstreifen ansehen, ein Glas Tee, Milch mit Honig oder Wein trinken und Zärtlichkeiten mit dem Partner austauschen. Das sind angenehme Rituale, um anschließend in einen erholsamen Schlaf zu fallen. Aber: Jeder muss für sich herausfinden, was am besten funktioniert, um das Einschlafen zu erleichtern.

Schlaf-Tipp Schlafen Sie möglichst nur nachts. Ein Mittagsschlaf kann die erholsame Nachtruhe ausbremsen. Und: Gehen Sie erst ins Bett, wenn Sie wirklich müde sind. Sonst wälzen Sie sich nur in den Kissen. Wenn Sie gar nicht einschlafen können, lieber noch mal eine Runde durch die Wohnung wandern, etwas trinken oder lesen – so lange, bis Ihnen die Augen zufallen. Sonst könnten Sie zu sehr ins Grübeln kommen und laufen Gefahr, Stresssituationen nochmals im Geiste zu durchleben. Auch dies fördert das erholsame Schlafen nicht.

61. Wie gehe ich mit Juckreiz und Kratzen um?

Sorgfältiges Eincremen ist die beste Vorbeugung! Geschmeidige, gut durchfeuchtete und gefettete Haut (siehe Seite 40) ist die beste Prävention gegen den Juckreiz. Kommt es doch zu Juckreiz, zieht dieser zum Teil exzessive Kratzanfälle nach sich, durch die die Haut verletzt wird. Solche Kratz-Attacken bringen den Betroffenen aber auch Erleichterung: Durch das Kratzen wird Stress abgebaut. Der Juckreiz wandelt sich in Schmerz um, und dieser wird oft als erlösend empfunden.

Meist beginnen die Hautkranken damit, den Juckreiz mit einem sanften, reibenden Kratzen zu bekämpfen. Reicht das nicht aus, folgt ein heftigeres, scheuerndes Kratzen. Dadurch produziert die Haut noch mehr juckreizfördernde Substanzen. Auf diese reagieren die Hautkranken dann mit noch heftigerem Kratzen. Das gerät dann häufig außer Kontrolle und endet erst, wenn die Haut völlig aufgekratzt ist und blutet. Die Betroffenen nehmen dadurch in Kauf, dass sich die Haut noch schlimmer entzündet, weil durch die Verletzungen Krankheitserreger leichter eindringen können. Und: Jede Kratz-Attacke hinterlässt auch Kratzer auf der Seele.

Deshalb ist es von großer Bedeutung, dass sich Neurodermitiker darüber klar werden, in welchen Situationen der Juckreiz zunimmt und wann gekratzt wird. Dass diese Menschen oft sehr sensibel reagieren und dünnhäutiger sind als andere, wurde schon erläutert. Deshalb «blüht» die Haut häufig bei Prüfungsstress und vor Vorstellungsgesprächen, Konferenzen, Urlaubsreisen, dem ersten Date oder einer Party. Bei vielen Hautkranken kommt noch hinzu, dass sie sich selbst oft überfordern. Wer perfekt im Beruf sein will, dazu regelmäßig Hobbys und Freundeskontakte pflegt und dann noch die Familie optimal durchorganisiert, muss damit rechnen, dass die Haut früher oder später mit verstärktem Juckreiz und einem neuen Schub auf den Stress reagiert. Machen Sie sich also immer klar, was Sie sich und Ihrer Haut zumuten können. Hilfreich ist es, ein Kratztagebuch zu führen. Dieses verschafft Ihnen einen guten Überblick darüber, in welchen Situationen und zu welchen Zeiten Sie am häufigsten kratzen. Dann ist es an der Zeit, die eigenen Ansprüche herunterzuschrauben und die Aktivitäten auf ein (haut)verträgliches Maß zu reduzieren.

62. Welche Ablenkungsstrategien kann ich anwenden?

Bei Kindern ist es wichtig, sie von ihrer Haut und dem Juckreiz abzulenken beziehungsweise diesen umzulenken. Natürlich sollen Sie Ihr Kind nicht ignorieren, wenn es sich kratzt und dabei weint. Gegen liebevolles Trösten und eine zärtliche Umarmung ist nichts einzuwenden. Sie können Ihr Kind in den Arm nehmen und ihm geduldig erklären, dass das Jucken bald aufhört, wenn Sie oder Ihr Kind die Haut eingecremt und/oder gekühlt haben. Führen Sie zusammen eine geeignete Maßnahme durch, um den Juckreiz zu lindern.

Dann gilt es, das Kind abzulenken. Dazu gibt es mehrere bewährte Methoden:

→ **Kneifen statt Kratzen:** Statt die Haut mit den Fingernägeln zu kratzen, können Sie Ihrem Kind zeigen, dass auch schon behutsames Kneifen, Massieren oder liebevolle Streicheleinheiten rund um die juckenden Stellen Erleichterung bringen. Die Fingernägel sollten immer ganz kurz geschnitten sein.

→ **Vorlesen:** Spannende Geschichten fesseln Kinder und lenken ihre Gedanken auf andere Abläufe. Auch ältere Geschwister können etwas vorlesen und Sie als Mutter entlasten (siehe Seite 139).

→ **Spielen:** Kinder können sich – allein oder mit Bruder, Schwester oder Freund – oft stundenlang in Spiele vertiefen. In dieser Zeit ist die juckende Haut nur noch Nebensache.

→ **Juckgespenster vertreiben:** Im Gegensatz zum nicht fassbaren Juckreiz können sich Kinder Quälgeister lebhaft vorstellen. Vor dem Einschlafen sollten die Juckgespenster mit Hilfe von magischen Sprüchen aus dem Kinderzimmer an einen festen Ort verbannt werden. Das kann eine Kiste, Schublade oder ein Schrank außerhalb des Raumes sein. Den Juckreiz so in Schach zu halten macht Kindern Spaß.

→ **Kratzklötzchen benutzen:** Eine sehr wirksame Methode zur Umlenkung ist es, mit glattem Stoff oder Leder bezogene Kratzklötzchen (dazu einen Holzbaustein verwenden) zu benutzen. Statt des eigenen Köpers kratzt das Kind das Klötzchen. Verhaltenspsychologen haben herausgefunden, dass das bekannte Bewegungsmuster offenbar ausreicht, um dem Gehirn zu signalisieren, dass gegen das Jucken etwas unternommen wird: Der Juckreiz lässt nach.

→ **Die Puppe kratzen:** Auch das Übertragen des Kratzens auf eine Puppe oder ein Kuscheltier kann bereits entlastend wirken.

Alle diese Manöver können natürlich auch von **Erwachsenen** in modifizierter Form genutzt werden, um sich vor zu heftigen Kratz-Attacken zu schützen.

Das Wichtigste ist, Strategien zu entwickeln, um die juckenden Signale durch andere Gedanken zu verdrängen. Das kann auch intensiver Sport sein, ein spannender Krimi im Fernsehen oder ein fesselndes Buch, bei dem die Welt um einen versinkt. Auch spezielle Entspannungskassetten, die das Nachlassen des Juckreizes suggerieren, können hilfreich sein.

Wenn all diese Methoden nicht helfen, tauchen Sie für eine Weile in der Badewanne ab. Das Entspannen im Ölbad wirkt sich ebenfalls positiv auf den Hautzustand aus. Zu heißes Wasser sollten Sie allerdings vermeiden, da es die Durchblutung anregt und den Juckreiz verstärkt.

Und wenn Sie sich trotz aller guten Vorsätze gekratzt haben? Bleiben Sie gelassen und quälen Sie sich nicht mit Vorwürfen. Das setzt Sie zu sehr unter psychischen Druck. Und gerade den wollen Sie ja vermeiden.

Kinder mit Neurodermitis

63. Wann sollten Sie Ihr Kind über Neurodermitis informieren?

Eine Aufklärung über Neurodermitis sollte so früh wie möglich – noch vor dem Kindergartenalter – beginnen. Betroffene Kinder und ihre Eltern haben es leichter, wenn alle um sie herum Bescheid wissen, was es mit der Krankheit auf sich hat. In Kindergärten gibt es mittlerweile in fast jeder Gruppe mindestens ein Kind, das an einer allergischen Erkrankung leidet. Das Verständnis der Erzieher für die Krankheitsprozesse bei Heuschnupfen, Asthma oder Neurodermitis hat sich gefestigt. Noch nie wurde so viel über Neurodermitis geforscht und gesprochen wie heute. Die vom Bundesgesundheitsministerium und den Spitzenverbänden der Krankenkassen geförderten Neurodermitiker-Schulungen für Familien, die von Ärzten und Psychologen entwickelt wurden, haben steigenden Zulauf (siehe Seite 95).

64. Was können Kinder verstehen?

Ganz wichtig ist es, Ihrem Kind zu erklären, warum bei ihm durch die Neurodermitis manches anders läuft als bei den Geschwistern und Freunden. Dem Alter und der geistigen Entwicklung Ihres Kindes entsprechend, sollten Sie die Hautkrankheit einfach und verständlich, aber sachlich richtig erklären. Dabei ist es von entscheidender Bedeutung, welches Krankheitsmodell Sie vermitteln. Deshalb sollten sich Eltern und andere Familienmitglieder untereinander abstimmen, wie die Krankheit erklärt und wie darüber gesprochen wird. Denn: Wechselnde Erklärungsmodelle verunsichern Kinder. Finden Sie daher immer eine einfache, kurze und direkte Erklärung.

Ruhe und Gelassenheit dem Kind gegenüber sind oberstes Gebot. Auch wenn es anfangs schwer fällt zu begreifen, dass die Neurodermitis – oft über Jahre hinweg – zu Ihrem Kind gehört.

Natürlich benötigt diese Hautkrankheit besondere Aufmerksamkeit. Doch Ihr Kind sollte nicht ausschließlich über seine Krankheit definiert, die Erziehung davon möglichst wenig beeinflusst werden. Bereits kleine Kinder müssen lernen, dass sie mit ihrer Krankheit zwar ernst, aber nicht zu wichtig genommen werden. Altersgemäß müssen auch sie eindeutige Grenzen gesetzt bekommen. Leichter begründen lässt sich diese Einstellung, wenn noch Geschwister im Haushalt leben, die auch Zuwendung benötigen. Einzelkindern kann erläutert werden, dass die Eltern sich auch um andere Dinge wie Arbeiten, Kochen und Einkaufen kümmern müssen und ebenfalls einen Anspruch auf ungestörte Ruhephasen haben. Helfen Sie Ihrem Kind dabei, sich als eigenständiger Mensch zu entwickeln, indem Sie es bestimmte Dinge so früh wie möglich selbst tun lassen.

65. Welche Einstellung sollten Sie Ihrem Kind vermitteln?

Ganz wichtig ist es, die richtige Balance zwischen Umsorgen und Loslassen, zwischen Nähe und Distanz zu finden. Je früher Ihnen das gelingt, desto entspannter läuft das Familienleben ab. Die Erfahrung der auf Hautkrankheiten spezialisierten Psychologen und Psychotherapeuten zeigt, dass es Kindern mit Neurodermitis schwerer fällt als anderen, eigenständig zu werden und sich «abzunabeln». Weil sich um die tägliche Hautpflege vorzugsweise die Mutter kümmert und damit angenehme «Streicheleinheiten» verbunden sind, möchten Kinder diesen Zustand gerne lange beibehalten. Daher ist es besser, die Körperpflege so früh wie möglich mit anderen Familienmitgliedern zu teilen. Auch ältere Geschwister können die Hautpflege spielerisch und liebevoll gestalten. Je früher Sie Ihr Kind in die Pflege seiner Haut einbeziehen, desto besser klappt dies langfristig. Vorbeugende Maßnahmen, wie das regelmäßige Eincremen, empfinden Kinder oft als lästig. Es muss wie das Zähneputzen geübt werden, bis die Hautpflege ein selbstverständlicher Bestandteil im Tagesrhythmus ist.

66. Wie können Sie Ihr Kind zum Durchhalten der Behandlung motivieren?

Das kontinuierliche Durchhalten einer Behandlung über Monate und Jahre hinweg (Ärzte sprechen von «Compliance») ist bei chronischen Krankheiten, zu der die Neurodermitis zählt, oft das größte Problem. Das beste Mittel kann nicht helfen, wenn es im Schrank verstaubt. Wichtig für die Compliance ist vor allem,

- → dass verstanden wird, was der Arzt sagt (Diagnose, Therapie),
- → dass Verstandenes auch behalten und umgesetzt wird,
- → dass durch die Anwendung Zufriedenheit entsteht (Hautzustand verbessert sich, Entzündung heilt ab) und
- → dass dieser Zustand durch die konsequente Langzeitbehandlung aufrechterhalten wird.

Bei einer Cortison-Behandlung beispielsweise ist es besonders wichtig, den definierten Anwendungszeitraum einzuhalten. Ängstlichen Müttern kann das Ergebnis einer aktuellen Studie der Haut-Psychotherapeuten von der Universität Gießen die Bedenken nehmen, zu viel Cortison zu verwenden. Um die benötigten Mengen auf den gereizten Hautpartien zu verteilen, wurden 45 Betroffene mit Neurodermitis angeleitet, nach dem «Fingertipp-Prinzip» vorzugehen: Auf die Kuppe des Zeigefingers wird ein Streifen Creme (0,5 Gramm) aufgetragen. Dieser wird dann auf Gesicht, Arm, Hand, Fuß und andere Hautareale verteilt. So lernen die Betroffenen, dass für den Handrücken ein, für die Armbeuge drei, für den Fuß zwei Fingertipps bei der täglichen Cortison-Anwendung ausreichen. Sechs Monate nach dieser Schulung hatte sich die subjektiv empfundene Lebensqualität hinsichtlich der Symptome und des Schweregrades der Neurodermitis samt Umgang mit der Krankheit und Hautpflege erheblich verbessert. Die Behandlung der Haut hatte viel von ihrem Schrecken verloren, die Betroffenen hatten weniger Hemmungen, die Cortison-Creme konsequent anzuwenden.

67. Wie können Sie Ihrem Kind beibringen, mit Neurodermitis zu leben?

Sagen Sie nie zu Ihrem Kind: «Das verstehst du noch nicht», sondern benutzen Sie Hilfsmittel, um ihm seine Krankheit zu erklären. Wenn das Kind noch sehr klein ist, kann eine Zeichnung zum besseren Verständnis hilfreich sein. Auf das Blatt werden die Umrisse des Körpers gezeichnet und dann mit farbigen Stiften all jene Stellen markiert, an denen sich die Neurodermitis manifestiert (Armbeugen, Handrücken, Hals, Kniekehlen). Wenn Ihr Kind nach dem schlimmen Jucken fragt, könnten Sie erklären, dass es davon kommt, weil es etwas gegessen hat, was die Haut nicht mag und mit Juckreiz reagiert, dieser durch kühle Umschläge aber zu lindern ist.
Beziehen Sie Ihr Kind so früh wie möglich in die Hautpflege mit ein. Lassen Sie Ihr Kind zumindest eine Creme selbst auswählen (am besten eine, die gut riecht) und sie jedes Mal vor dem Schlafengehen oder nach dem Aufstehen eigenständig auftragen. Mit dem Fingertipp-Spiel können Sie aus dem täglichen Eincremen ein fröhliches Zubettgeh-Ritual machen. Zum Beispiel erst lustige Gesichter (Smilies) oder Tiere (Marienkäfer) auf die Haut tupfen, denen eine Geschichte erzählen (jetzt werdet ihr gleich weggezaubert/weggecremt) und dann erst die Creme in die Haut sanft streichelnd einmassieren. Wenn Ihr Kind «seine Creme» verwenden darf, wird es diese Maßnahme noch leichter akzeptieren. Manchmal kann es auch helfen, die Creme selbst mitzubenutzen und das Gefühl der Linderung zu teilen. Eine weitere Möglichkeit ist, dass Sie Ihr Kind den Kühlpack selbst aus dem Eisschrank holen lassen, um damit die schmerzende Haut zu kühlen. So ein Vorgehen fördert nachweislich das Durchhalten der Behandlung (= Compliance).
Sorgen Sie für eine geeignete Bettausstattung und eine kühle Raumtemperatur (→ Wohnen, Seite 110), denn starkes Schwitzen unter der Bettdecke fördert den Juckreiz. Ersparen Sie Ihrem Kind aufregende Aktionen vor dem Schlafengehen. Weder spannende Fernseh- noch Abenteuergeschichten tragen dazu bei, zur Ruhe zu kommen. Dann lieber Sandmännchen & Co ansehen, eine ruhige Geschichte vorlesen oder noch eine zusätzliche Schmuserunde einlegen. Beruhigend für Ihr Kind ist es auch zu wissen, dass es sich bei einer Juck-Attacke selbst helfen und die bereitstehende Creme

oder den Kühlpack benutzen kann, um den Juckreiz zu stillen.
Sprechen Sie Ihrem Kind gegenüber nie Kratz-Verbote aus oder drohen mit Strafen! Damit setzen Sie es unnötig unter Druck. Es gerät unter seelische Anspannung, durch die sich der Juckreiz noch verstärkt und möglicherweise mit heimlichem Kratzen beantwortet wird. Führen Sie ein Kratz-Tagebuch, um den Auslösern für Juckkrisen schneller auf die Schliche zu kommen.
Binden Sie die Hände Ihres Kindes während einer Juckkrise nie an (auch nicht nachts ans Bett). Der Klaps auf die Hände mit Kratz-Verbot nutzt ebenfalls gar nichts. Darunter leiden nicht nur die Mutter-Kind-Beziehung und das Familienklima, sondern auch die Neurodermitis verschlimmert sich durch den Stress. Abhilfe schaffen Spezialanzüge mit angearbeiteten Fäustlingen (→ Kleidung, Seite 118).
Teilen Sie Aufgaben in der Familie auf. Gerade bei Kratzkrisen ist es hilfreich, die Verantwortung auf mehrere Schultern zu verteilen. Beziehen Sie Geschwister, Ehemann und Großeltern in die Betreuung des Kindes mit ein.

Erwachsene mit Neurodermitis – Umgang in der Partnerschaft

68. Wie kann ich leichter Kontakte knüpfen?

Schlank, schön, gesund, dynamisch und leistungsfähig soll der Mensch sein – das ist das Ideal unserer Gesellschaft. Menschen, die diese Anforderungen erfüllen, haben es meist leichter als jene, die nicht in dieses Raster passen: Weil sie zu dick oder zu dünn sind, Akne-Pickel oder Neurodermitis haben, wird es ihnen schwer gemacht, ihren Platz im sozialen Umfeld zu behaupten. Das beginnt oftmals bereits im Kindergarten, setzt sich in der Schule fort und kann sich später noch auf die (erste) Liebesbeziehung auswirken. Glücklicherweise gibt es heute zahlreiche Trainingsmethoden und Schulungsprogramme (→ Schulungen, Seite 95), die dabei helfen, sich ein «dickes Fell» zuzulegen und ein gesundes Selbstbewusstsein zu entwickeln. Auch in Selbsthilfegruppen (→ Adressen, Seite 135) machen Betroffene die erleichternde Erfahrung, mit ihren Problemen nicht allein dazustehen. Doch um den Weg dorthin zu finden, bedarf es häufig erst einmal der Überwindung von Hemmungen.

69. Wie kann ich meine «Tarnung» loswerden?

Schamgefühle und Unsicherheiten sind gerade bei Jugendlichen an der Schwelle zum Erwachsenwerden stark ausgeprägt. Junge Neurodermitiker empfinden ihr Aussehen oftmals als peinlich und sind sehr erfindungsreich, wenn es darum geht, sich diverse Tarn-Strategien auszudenken, damit andere ihre malträtierte Haut möglichst nicht zu Gesicht bekommen. Doch wer auch im Sommer langärmelige T-Shirts und Blusen, Halstücher und Rollkragenpullis trägt, animiert andere Menschen (Mitschüler, Freunde, Berufskollegen) erst recht dazu, neugierige Fragen zu stellen. Und nicht immer kann man sich Atteste schreiben lassen, um (Schul-)Sportaktivitäten oder dem Schwimmunterricht zu entgehen. Aus Angst vor einem Flirt und vor Körperkontakt weigern sich auch viele Neurodermitiker, einen Tanzkurs zu besuchen. Dabei wäre gerade das «Anbaggern» ein positives Zeichen, dass andere nicht nur die Haut, sondern den ganzen Menschen sehen.

Mit Tarn-Maßnahmen bringen sich die Betroffenen in eine selbst gewählte Isolation, die sie manchmal sogar in depressive Stimmungen stürzen kann. Ablenkung von der Krankheit durch soziale Aktivitäten ist jedoch sehr wichtig. Sonst kreisen die Gedanken irgendwann nur noch darum, wie unattraktiv man sich mit der Neurodermitis fühlt. Die Betroffenen müssen lernen, ohne Scheu auf andere Menschen zuzugehen. Am leichtesten fällt das, wenn sich die Haut zwischen zwei Schüben in einem weitestgehend stabilen Zustand befindet.

Auf Menschen zugehen

Holen Sie sich so viele Streicheleinheiten wie möglich. Bitten Sie Ihre Freundin oder Ihren Partner, Sie ab und zu einzucremen, damit Sie ein positives Hautgefühl entwickeln. Verabreden Sie sich mit guten Freunden oder gehen Sie aus, um andere Menschen kennen zu lernen. So vermeiden Sie den Weg in die Isolationsfalle. Nehmen Sie an Sportgruppen teil (Sportverein, Fitnessstudio) oder werden Sie Mitglied im Schwimmclub. Hauptsache, Sie vergraben sich nicht immer in Ihren vier Wänden und bedauern sich und Ihr Schicksal.

70. Wie kann ich ein positives Selbstbild entwickeln?

Das gesunde Ego (= Ich) ist, so die Erfahrung von Psychologen, bei vielen Neurodermitikern zu schwach entwickelt. Durch die immer wiederkehrenden Krankheitsschübe ist ihr Selbstbewusstsein starken Schwankungen ausgesetzt. Von ihrer Persönlichkeitsstruktur her sind Neurodermitiker oftmals anfällig dafür, sehr stark auf die Bedürfnisse anderer Menschen einzugehen und sich selbst zurückzunehmen. Sie wollen anderen stets hilfreich zur Seite stehen und möglichst alles perfekt im Griff haben. Diese Ansprüche an sich selbst sind häufig gar nicht erfüllbar. Wenn sie auf Menschen treffen, die mit hohen Erwartungen an sie herantreten, überfordern sich Neurodermitiker oft, um sich weiterhin anerkannt, geschätzt und geliebt zu fühlen. Denn aus der «Aufopferung» für andere ziehen sie viel Selbstbewusstsein.

Viele erwachsene Hautkranke sind außerdem von negativen Kindheitserlebnissen geprägt. Haben sie als Kind bereits die Erfahrung gemacht, dass sie wegen ihrer Neurodermitis von anderen nicht gerne in den Arm genommen oder gestreichelt werden, prägt sie das häufig bis ins Jugend- oder Erwachsenenalter hinein. Die Hemmungen, auf andere Menschen zuzugehen, lassen sich aber langsam abbauen.

Und der Bann kann auch auf andere Weise gebrochen werden: Viele Jugendliche haben ihr erstes Liebeserlebnis in einer Rehabilitations- oder Kurklinik für Hautkranke. Dort erleben sie oft erstmals seit Kindertagen wieder, wie angenehm und wohltuend es ist, von sanften Händen eingecremt zu werden. Die lange vermissten Streicheleinheiten tun nicht nur der Haut, sondern auch der Seele gut. Die jungen Menschen öffnen sich für andere und knüpfen intensive Freundschaftsbande. Auch beim gemeinsamen Schwimmen, bei Strandspaziergängen, Bergwanderungen, Lagerfeuerromantik oder im Schulunterricht verschwindet die Unsicherheit – Neurodermitiker untereinander ekeln sich nicht vor der Haut der anderen. Niemand muss dort erklären, warum die Haut so aussieht, denn das Grundverständnis ist vorhanden, und es gibt damit weniger Kommunikationsbarrieren. Sich zu verlieben und Freunde zu finden fällt in einer neuen Umgebung generell leichter. Außerdem werden dort Kindern, Jugendlichen und Erwachsenen Strategien vermittelt, besser mit ihrer Neurodermitis umzugehen und zu leben.

Ein positives Selbstbild entwickeln

→ Legen Sie sich auf ein großes Blatt Papier und lassen Sie Ihre Freundin/Ihren Freund, Mutter/Vater Ihren Umriss zeichnen. Dann markieren Sie die von Neurodermitis betroffenen Stellen/Flächen mit einem farbigen Stift. Im Anschluss markieren die anderen auf einer weiteren Umrisszeichnung mit einer anderen Farbe die Stellen, die ihrer Meinung nach betroffen sind. Legt man die Blätter neben- oder übereinander, wird der Unterschied in der Wahrnehmung oft ganz deutlich: Freunde, Eltern und Verwandte haben meist weniger Flächen gekennzeichnet als die Betroffenen. Das Akzeptieren solcher Details kann Ihr Körperbild nur positiv beeinflussen.

→ Malen Sie sich Ihren Frust von der Seele, kleben Sie Kollagen zusammen oder schreiben Sie Tagebuch. Notieren Sie dort Komplimente, die Ihnen andere machen. Markieren Sie diese farbig, damit sie direkt ins Auge springen. Wenn sich wieder eine Verzweiflungsphase ankündigt, können Sie sich auf einen Blick in Erinnerung rufen, wie positiv Sie von anderen gesehen werden.

71. Wie komme ich besser mit meinem Partner klar?

Neurodermitiker stellen an sich meistens sehr hohe Ansprüche. Geraten sie dann an einen dominanten Partner, an dessen Erwartungen sie sich sehr stark anpassen müssen, kommen ihre eigenen Bedürfnisse zu kurz. Sie leben an ihrer Belastungsgrenze und überfordern sich ständig. Meist realisieren sie ihre Überlastung aber erst dann, wenn sich ein erneuter Krankheitsschub einstellt. Weil sie sich außerstande sehen, ihre Bedürfnisse und Abgrenzungswünsche klar zu äußern, wird für manche Neurodermitiker die Krankheit auch ein «Fluchtort», den der Partner akzeptieren muss, obwohl die Ursache der Schwierigkeiten so nicht behoben wird.

Ist dieses Problem erkannt, muss man lernen, rechtzeitig Grenzen zu ziehen. Das kann zunächst die Partnerschaft aus dem Lot bringen, wenn der Hautkranke sich nun mit Aufgaben nicht mehr überfrachten will und häufig nein sagt. Erst extrem angepasst, dann auf einmal «bockig» – diese Wandlung ist für

viele Partner nur schwer oder gar nicht mehr nachvollziehbar – es kommt zu Konflikten. Sprechen beide jedoch frühzeitig über ihre Bedürfnisse und ist auch der Partner bereit, sich flexibel zu zeigen, kann es zu einem neuen Beziehungsgleichgewicht kommen, das weniger stressbelastet und von mehr Harmonie geprägt ist.
Deshalb ist es von großer Bedeutung, schon zu Beginn einer Partnerschaft zu klären, wo die eigenen Grenzen liegen und wie z. B. eine Arbeitsteilung im Alltag aussehen soll. Besonders wichtig ist dies natürlich in Familien mit Kindern, die eine zusätzliche Herausforderung hinsichtlich der Organisation darstellen.

72. Wie wird die eigene Sexualität empfunden?

Viele Neurodermitiker fühlen sich stigmatisiert und vermeiden Körperkontakt, weil sie sich als unattraktiv empfinden. Sie glauben, dass ihre kranke Haut auf mögliche Partner abstoßend wirkt, und ziehen sich aus dem Sexualleben zurück. Bislang gibt es nur wenige Untersuchungen zum Sexualverhalten hautkranker Menschen. An der Universitätsklinik für Dermatologie, Psychosomatik und Psychotherapie in Gießen wurden in einer Studie 24 Neurodermitiker und 53 Hautkranke mit Schuppenflechte (Psoriasis) sowie 52 Hautgesunde zu ihrem Sexualverhalten in der Partnerschaft befragt. Im Vergleich zu den Hautgesunden kam heraus, dass sowohl die Frauen als auch die Männer seltener Zärtlichkeiten austauschten, der Sex mechanischer ablief und die Frauen außerdem seltener zum Orgasmus kamen. Dagegen gab es keinen relevanten Unterschied in der Häufigkeit des Geschlechtsverkehrs. Die Mehrzahl der an Schuppenflechte Erkrankten fühlte sich in ihren sexuellen Aktivitäten noch eingeschränkter als die Neurodermitiker. Erstaunlich außerdem: Obwohl alle Patienten regelmäßig ihren behandelnden Arzt sahen, wurden 96 Prozent nie zu ihrem Sexualleben befragt.
Die Psychologen fanden auch heraus, dass die Betroffenen erheblich stärker unter emotionalem Stress litten, wenn Zärtlichkeiten ausgetauscht werden sollten oder sexuelle Aktivitäten geplant waren.
Ähnliche Ergebnisse brachte eine Studie am Universitäts-Hospital in Leiden/Niederlande: Die Mehrzahl der 52 Psoriatiker und 25 Neurodermitiker gab in ihren Fragebögen an, dass sie erhebliche Probleme mit Verabredungen, Freundschaften und Liebesbeziehungen hätten.
Die Frauen beider Gruppen erlebten

weniger sexuelle Befriedigung als die Männer. Im Vergleich zur gesunden Bevölkerung hatten junge Frauen noch mehr Hemmungen als Männer, vor allem dann, wenn sie ihre ersten sexuellen Erfahrungen machten.
Viele der befragten Partner gaben jedoch an, dass sie die Haut ihrer/ihres Liebsten als wesentlich weniger abstoßend empfanden als die Betroffenen selbst. Diese unterschiedliche Wahrnehmung des Hautzustandes, der von Neurodermitikern häufig wesentlich dramatischer eingeschätzt wird als von Freunden oder Partnern, sollte Sie als Betroffene zum Nachdenken anregen. Eine kritische Betrachtung der Haut im Beisein einer vertrauten Person kann viele übersteigerte Empfindungen relativieren.

Sich attraktiv fühlen

→ **Achten Sie darauf, attraktiv auszusehen. Sie sind keine graue Maus, sondern können, wie andere auch, Ihre Vorteile ins rechte Licht rücken. Betonen Sie, was Sie (und andere) an sich gut finden, indem Sie sich körperbetont kleiden, auf ein gepflegtes Äußeres achten und sich als Frau schminken. Wenn Sie so Ihr Körpergefühl verbessern, wirkt sich das auch positiv auf Ihre Ausstrahlung aus.**

→ **Tauschen Sie Zärtlichkeiten nicht nur im Dunkeln oder unter der Bettdecke aus. Gestatten Sie Ihrem Partner, Sie zu betrachten und zu verführen. Genießen Sie die Komplimente, die Ihnen gemacht werden, und lassen Sie sich einfach mal genüsslich in die Arme des/der Liebsten fallen.**

Schulung im Umgang mit Neurodermitis

73. Was ist das Ziel von Schulungen?

Je besser Betroffene und ihre Familien über Neurodermitis informiert sind, desto leichter lässt sich der Alltag mit dieser Hautkrankheit bewältigen. Damit Kinder, Jugendliche und Erwachsene ein verantwortungsvolles Selbstmanagement erlernen, werden Schulungen angeboten. Sie finden in ambulanten Zentren, in Kliniken oder Rehabilitationseinrichtungen und Kurkliniken sowie vereinzelt auch in Hautarztpraxen statt. Dort arbeiten Hautärzte, Kinderärzte, Psychologen und Ernährungsberater sowie psychotherapeutische Mediziner, Sozialarbeiter, Pädagogen und Pflegepersonal in einem interdisziplinären Team zusammen mit den Patienten. Ziel der Gruppenschulungen für Eltern mit Kleinkindern, Kinder, Jugendliche und Erwachsene ist es,

- eine langfristige Besserung der Hauterkrankung (durch Hautpflege, Ernährung usw.) zu erzielen,
- stationäre Klinikaufenthalte zu reduzieren,
- die Motivation (Compliance) für eine Therapie zu steigern,
- Kenntnisse über eigene diagnostische Maßnahmen zu vertiefen (wie kündigt sich ein Schub an, was ist zu tun),
- Medikamente zu reduzieren,
- Entspannungsmethoden zu erlernen,
- der Juck-Kratz-Spirale durch Verhaltenstraining (Kratz-Alternativen) zu entkommen,
- geeignete Hautpflegemaßnahmen zu erlernen,
- Speisen ohne unverträgliche Nahrungsmittel zuzubereiten (Auslass-Diät),
- Strategien im Umgang mit psychosozialen Belastungen (Erfahrungsrunden, Rollenspiele) zu erproben,
- familiäre Belastungen im Zusammenhang mit der Krankheit zu besprechen,
- das Selbstwertgefühl der Betroffenen zu stärken,
- Folgekosten durch falsche Berufswahl zu reduzieren.

Die gesetzlichen Krankenkassen übernehmen für diese Schulungen auf Antrag weitgehend die Kosten.

74. Welches Schulungsmodell eignet sich für mich oder meine Familie am besten?

Diese Frage lässt sich nicht pauschal beantworten. Sprechen Sie mit Ihrem behandelnden Arzt, ob eine Reha-Maßnahme oder Kur über vier bis sechs Wochen geeigneter ist als die Fahrten zu einem ambulanten Zentrum über mehrere Wochen oder Monate hinweg. Dabei spielt auch die Entfernung zum Wohnort eine Rolle.

Es muss außerdem abgeschätzt werden, wie wichtig es für die Betroffenen ist, für einige Wochen ein anderes Umfeld zu haben, in dem sie sich täglich mit Gleichgesinnten austauschen können und sich alles Erlernte sofort in den Tagesablauf integrieren lässt. Auch für Mütter, Väter oder beide Elternteile kann solch ein «Tapetenwechsel» durchaus sinnvoll sein, um Abstand vom Alltagsstress zu gewinnen.

Neurodermitis-Schulungen unterliegen strengen Leitlinien und haben die gleichen Ziele. Doch je nachdem, wo sie stattfinden, variieren sie in den (zeitlichen) Abläufen.

Seit langem bewährt hat sich das «Schwelmer Modell» (www.schwelmermodell.de). Die ambulante Langzeit-Gruppentherapie für Erwachsene und Kinder, die in der Regel ein Jahr dauert, wird seit 1987 nicht nur in Schwelm, sondern mittlerweile auch an den Standorten Köln und Lingen angeboten. Die Gründerin und Leiterin Mechthild Hellermann entwickelte ein ganzheitliches Konzept für ihre an Neurodermitis erkrankte Tochter. Nach 18-monatiger Krankheitszeit und wenig erfolgreichen konventionellen und alternativen Behandlungsversuchen machte die Familie erste positive Erfahrungen mit einer stationären ganzheitlichen Therapie. Als der Erfolg sich als stabil erwies, gründete die Mutter zunächst eine Selbsthilfegruppe. In kürzester Zeit entwickelte sich daraus der Therapieweg zum ambulanten Schwelmer Modell. In der gemeinsamen Gruppenleitung von Pädagogen, Psychologen und Ernährungswissenschaftlern werden fächerübergreifende Zusammenhänge zwischen Psyche, Ernährung, sozialem Verhalten, Kratzverhalten und Allergien erkennbar und können unmittelbar bearbeitet werden. Therapeutische Arbeitshypothesen werden gemeinsam mit den Teilnehmern besprochen, die nächsten Therapieschritte vereinbart und umgesetzt.

Die medizinische Behandlung der Haut steht im Schwelmer Modell nicht im Vordergrund der Therapie. Sie wird jedoch auch nicht abgelehnt, sondern ergänzt die Therapie dort, wo es sinnvoll ist, z. B. während akuter Entzündungsphasen mit antiseptischen Salben, Cremes, Umschlägen und falls nötig mit Antibiotika. Medikamente sollen jedoch nur in bestimmten Situationen eingesetzt werden. Ziel ist es, dauerhaft ohne Medikamente auszukommen, insbesondere ohne solche, die starke Nebenwirkungen auslösen können.

Das Schwelmer Modell baut auf vier Therapiesäulen auf:

- → Ernährungstherapie,
- → allergologische Therapie,
- → pädagogisch-psychologische Therapie und
- → medizinische Therapie.

Ausschlaggebend für einen langfristigen Therapieerfolg ist die enge Zusammenarbeit mit den behandelnden Ärzten. Das Modell ist als komplementäres Therapieangebot für Ärzte und ihre Neurodermitis-Patienten konzipiert. Die Wahl des Arztes und seiner Fachrichtung steht dem Patienten frei. Durch den permanenten Austausch über Therapieverläufe und -erfolge werden alle weiteren Planungen transparent gemacht und miteinander abgestimmt. Der Arzt ergänzt die Behandlung durch seine klassisch-medizinische Sichtweise und erhält gleichzeitig Einblick und Aufsicht über die Behandlung. Alle Therapieverläufe werden systematisch dokumentiert. Die regelmäßige Bewertung (Evaluation) der Therapie über mittlerweile neun Jahre bestätigt dem Schwelmer Modell sehr gute Ergebnisse bei der Behandlung der Neurodermitis. Die aktuelle Langzeitstudie wurde im Jahr 2000 präsentiert: 44 der ehemals 70 Patienten wurden zu einer dritten Nachuntersuchung (inzwischen waren acht Jahre nach Therapieabschluss vergangen) gebeten. Die klinische Untersuchung wurde bei 19 Erwachsenen und 25 Kindern durchgeführt, und es wurde wie in den Studien 1990, 1992 und 1994 erneut eine Fotodokumentation erstellt. Bei allen ehemaligen Patienten hatte sich, unabhängig vom Alter, die Neurodermitis dramatisch verbessert, und das ohne weitere Therapien oder Medikamente. Die Krankheit besserte sich bereits während der Schulung stetig, und der Effekt blieb auch Jahre danach noch stabil.

75. Gibt es auch ein flächendeckendes Schulungsprogramm?

Die Arbeitsgemeinschaft NeurodermitisSchulung e.V. (AGNES) hat in den Jahren 1996 bis 1999 am Universitätsklinikum Charité der Humboldt-Universität zu Berlin ein Schulungsprogramm für Eltern von Neurodermitis-Kindern, betroffene Kinder und Jugendliche entwickelt. Speziell ausgebildete Haut- und Kinderärzte trainieren Kollegen und Mitarbeiter anderer Fachbereiche (Ernährungsexperten, [Kinder-] Krankenschwestern), die sich um Neurodermitis-Patienten kümmern, damit sie das manualisierte Schulungs- bzw. Trainingsprogramm selbst in der Therapie durchführen können.

Nach einer Erprobungsphase wird das Modellprojekt seit dem Jahr 2000 vom Bundesgesundheitsministerium und den Spitzenverbänden der Krankenkassen unterstützt und finanziert. Die Koordinatoren hoffen, dass ab dem Jahr 2004 dieses Schulungsprogramm flächendeckend als Kassenleistung eingeführt wird. Eines der Koordinationszentren ist die Neurodermitis-Akademie Hessen, mit Sitz an der Klinik für Psychosomatik und Psychotherapie der Justus-Liebig-Universität Gießen (→ Adressen, Seite 135). Deren Experten haben das Schulungsprogramm auf Basis ihrer jahrzehntelangen Arbeit mit Neurodermitikern für Patienten entwickelt und das Modellprojekt mit Studien begleitet und evaluiert. Innerhalb von drei Jahren haben bereits mehr als 1300 Kinder und deren Eltern an diesen Schulungen teilgenommen. Sie finden bislang in acht beteiligten Zentren statt: neben Gießen noch in der Charité Berlin (Kinderklinik), Universitätsklinik Erlangen (Dermatologie), Klinikum Hannover (Hautklinik Linden), Kinderkrankenhaus Köln (über den Kölner Förderverein für das allergie- und asthmakranke Kind e.V.), Universitätshautklinik München (Poliklinik Dermatologie), Kinderhospital Osnabrück und in der Fachklinik Sylt für Kinder und Jugendliche, Westerland/Sylt.

Die interdisziplinäre Schulung wird für Betroffene und/oder deren Eltern in sechs Doppelstunden abgehalten. Für Kinder von 0 bis 7 Jahren werden die Eltern im Umgang mit der Erkrankung geschult, für 8- bis 12-jährige Kinder und für Jugendliche von 13 bis 18 Jahren gibt es eigene Gruppen mit sechs bis zehn Teilnehmern.

Die Ziele der Schulung haben Neurodermitis-Experten in zwei Konsensuskonferenzen als Standard festgelegt. Wichtige Inhalte, die altersgerecht vermittelt werden, sind unter anderem:

- Medizinische Grundkenntnisse anhand eines Hautmodells (was ist Neurodermitis, und wie reagiert die Haut?) und das so genannte Immun-Spiel (was passiert, wenn eine Biene sticht?),
- Kenntnisse über Auslöser von Neurodermitis und deren Vermeidung (Symbole als Memory-Spiel),
- Informationen zum Juckreiz (Schatzkiste mit Kratz-Alternativen und Wochen-Notizbogen),

- Ernährungsberatung (welche Nahrungsmittel lösen Juckreiz aus, welche sind zu meiden; liegt überhaupt eine Allergie vor oder nicht?), und
- psychologische Inhalte (Entspannungs- und Körperwahrnehmungsübungen, Rollenspiele, Hausaufgaben und Erfahrungsrunden für Eltern sowie für Kinder/Jugendliche in Gruppen oder in Einzelgesprächen).

Auf der Homepage www.uniklinikum-giessen.de/neuroderm wird sogar ein täglich wechselnder Menüplan samt Kostenberechnung angeboten. Über eine Telefon-Hotline (Tel. 0641/99-45651) gibt es direkte Informationen.

76. Kann sich eine Schulung positiv auf die Lebensqualität auswirken?

Dass Neurodermitiker, unabhängig vom Alter, von einer Schulung profitieren und sich ihre Lebensqualität erhöht, haben mehrere Studien bestätigt. Wenn bereits Kleinkinder lernen, was sie selbst für ihre Haut und ihr Wohlbefinden tun können, haben sie die Chance, als Jugendliche und Erwachsene gelassener mit ihrer Krankheit umzugehen. Und auch die Eltern werden bereits in frühen Jahren entlastet, indem sie Strategien lernen, die es ihnen und ihrem hautkranken Kind ermöglichen, den Alltag stressfreier zu bewältigen. Außerdem zeigte sich in den Gruppen, dass Jugendliche sich schneller für andere öffneten und sogar erste Beziehungs- und Liebesbande knüpften.

77. Wie finde ich den richtigen Arzt?

Das ist oftmals gar nicht so einfach. Denn Ärztekammern, Kassenärztliche Vereinigungen, Krankenkassen oder die Berufsorganisationen, in denen die jeweiligen Fachärzte organisiert sind, können zwar sagen, wo in Wohnortnähe sich Ärzte niedergelassen haben, doch Empfehlungen dürfen sie nicht geben. Da es Ärzten immer noch gesetzlich verboten ist, Werbung für sich zu machen, dürfen sie lediglich auf ihren Praxisschildern den Schwerpunkt ihrer Tätigkeit und ihre Facharztbezeichnung angeben. Zum Beispiel: Facharzt für Pädiatrie (Kinderarzt) oder Facharzt für Dermatologie bzw. für Haut- und Geschlechtskrankheiten (Hautarzt) oder für Dermatologie und Allergologie oder Naturheilverfahren (das heißt, der Arzt hat eine Zusatzausbildung zum Allergologen, Naturheilarzt) oder für Neurologie/Psychiatrie (Nervenarzt/Psychiater). Außerdem gibt es keine klaren Kriterien für die Qualität des Arztes. Er muss zwar seine Qualifikation nachweisen, doch ob er ein guter oder schlechter Arzt ist, beurteilen letztendlich nur die Patienten.

Ein hilfreiches Kriterium ist immer eine positive Mundpropaganda. Gerade bei Kinder- oder Hautärzten werden «gute» Ärzte schnell weiterempfohlen. Natürlich ist eine solche Beurteilung immer subjektiv, weil jeder Patient andere Maßstäbe anlegt, doch einige Kriterien sollten von jeder Praxis erfüllt werden:

→ **Bestellservice:** Eine möglichst genaue Terminvergabe erspart lange Wartezeiten. Sie funktioniert aber nur dann, wenn die Termine auch eingehalten werden – Notfälle oder Erkältungswellen erschweren dies natürlich. In Zeiten der «freien Sprechstunde» wird an der Anmeldung gesagt, wann der Patient wiederkommen soll. Manche Praxen vergeben auch Nummern.

→ Für **Routinearbeiten**, wie Laboruntersuchungen (Blutabnahme, Urinkontrolle), die Verabreichung von Spritzen, Wiegen und Größenmessungen bei Kindern oder Apparate-Checks, die auch von Arzthelferinnen ausgeführt werden können, sollten Termine getrennt vom Praxisbetrieb vergeben werden. Auch so lassen sich Wartezeiten verkürzen.

→ Nicht nur beim Kinderarzt sollte es **kindgerechte Bereiche** geben, in denen Bücher, Malsachen und Spielzeug zur Verfügung stehen.

→ Auch wenn viel zu tun ist, sollte das **Personal** freundlich bleiben und in der Lage sein, weinende und quengelnde Kinder zu beruhigen und ihnen die Angst vor Untersuchungen (wie Allergietests) schon im Vorfeld zu nehmen.

→ Das **Gespräch** mit dem Arzt selbst sollte – gerade beim Erstkontakt – nicht unter Zeitdruck stattfinden. Ein genaues Erfragen der Vorgeschichte der Krankheit, Fragen zur familiären Situation (Kinder, Geschwister) und auch zum sozialen Umfeld und der wirtschaftlichen Lage (Beruf, Arbeitslosigkeit) gehören neben der Krankheitserhebung (Anamnese) zu einem intensiven Gespräch dazu. Mitgebrachte Unterlagen (bei Arztwechsel sinnvoll) sollte sich der Arzt genau ansehen, nach bisherigen Therapieerfolgen oder den Gründen von Therapieversagen fragen und Behandlungsvorschläge samt möglicher Alternativen verständlich erläutern. Das Angebot eines Hausbesuchs oder die zügige Überweisung zu einem Spezialisten, wenn er selbst nicht weiterkommt (beispielsweise vom Kinderarzt zum Hautarzt), zeichnen einen guten Arzt ebenso aus wie eine Telefonberatung im Notfall.

→ Kinderärzte treten heute überwiegend in normaler Kleidung und nicht mehr als «Weißkittel» auf. Das schafft Nähe und Vertrauen. Das Ausziehen eines Kindes kann durch Ablenkung ohne Schreien erfolgen, ebenso die gründliche körperliche **Untersuchung**. Ein Arzt, der genau erklärt, was er mit welchem Instrument macht und warum, und der auch auf spätere Verständnisfragen klare Antworten gibt, wird bei Müttern, Vätern und den Kindern einen sympathischeren und kompetenteren Eindruck hinterlassen als sein wortkarger Kollege, der im Eiltempo lediglich den Rezeptblock zückt, ohne sich seinen Patienten genau angesehen zu haben.

78. Welche Qualifikation hat ein Facharzt?

Natürlich erwarten Sie von einem Arzt ein hohes Maß an Kompetenz. Vor allem dann, wenn er eine Facharztbezeichnung wie Dermatologe oder Pädiater führt. Das folgende Beispiel erläutert die Ausbildung zum Hautarzt bzw. zur Hautärztin: Nach dem Medizinstudium (Dauer: fünf bis sechs Jahre) und einer anschließenden Zeit als «Arzt im Praktikum» (AiP) von 18 Monaten, die entweder in einer Klinik oder einer Praxis absolviert wird und mit einer Prüfung abschließt, ist man als Arzt anerkannt. Ab Oktober 2004 kann die Weiterbildung zum Facharzt auch direkt nach dem Studium erfolgen – mit Assistenzarztstatus. Hat man zusätzlich eine Doktorarbeit geschrieben, darf man den Doktortitel (Dr. med.) tragen. Danach kann sich jeder Arzt durch Weiterbildungsmaßnahmen zum Facharzt qualifizieren. Zuerst muss noch eine vierjährige Assistenzarzt-Ausbildung (davon zwei Jahre in der Klinik) absolviert werden. Wird die AiP-Zeit angerechnet, muss man nur noch sechs Monate als Assistenzarzt tätig sein. Nach einer weiteren Prüfung erhält man die Facharzt-Anerkennung, beispielsweise für Dermatologie bzw. für Haut- und Geschlechtskrankheiten (je nach Bundesland unterschiedliche Titel), und darf dies auch auf seinem Praxisschild ausweisen. Anschließend kann man noch die Zusatzbezeichnung «Allergologe» erwerben. Dazu nimmt man an einer 15-monatigen Weiterbildung teil, die ebenfalls mit einer Prüfung endet. Für diese Weiterbildung benötigt man eine Ermächtigung der Ärztekammer. Ähnliche Ausbildungsstufen durchlaufen auch Kinderärzte oder Ärzte anderer Fachrichtungen.

Den richtigen Arzt finden

Viele Kinder- und Hausärzte, die häufig Allergiker oder Neurodermitiker behandeln, kennen sich mit allergischen Reaktionen oder auch mit Naturheilverfahren/mitteln aus. Ein reicher Erfahrungsschatz kann einen Arzt, auch ohne Zusatzausbildung, ebenfalls zum kompetenten Ansprechpartner für eine Krankheit machen. Aber: Reichen seine Erstmaßnahmen nicht mehr aus und schlägt die Therapie nicht an, bestehen Sie auf einer zügigen Überweisung zum Spezialisten.

79. Welcher Weg führt zu einer Kur oder Reha-Maßnahme?

Chronische Krankheiten wie Neurodermitis oder Asthma veranlassen Ärzte, Betroffene und Eltern kranker Kinder häufig, eine Kur in Erwägung zu ziehen. Diese hat zum Ziel, die Krankheit zu bessern und die Krankheitsfolgen zu reduzieren.
Bei Kindern werden die Eltern zu Kotherapeuten geschult. Eine Kur können Berufstätige ebenso beantragen wie Arbeitslose oder (allein erziehende) Mütter und Väter. Seit 1. August 2002 sind Mutter-Kind- und Vater-Kind-Kuren Pflichtleistungen der Krankenkassen (mit Vollfinanzierung bei derzeit 9 Euro Eigenbeteiligung pro Tag).
Kuren gibt es als ambulante oder stationäre Vorsorgeleistung, als ambulante oder stationäre Rehabilitationsleistung oder als stationäre Anschluss-Rehabilitation. Kuren können prinzipiell von jedem genutzt werden, wenn er selbst zahlt. Dann reicht es aus, sich mit einer ausgewählten Kurklinik, der Reha-Einrichtung oder dem Sanatorium in Verbindung zu setzen.
Eine weitere Variante ist die Kompaktkur, die auf drei Wochen begrenzt ist (www.kompaktkur.de, www.kompaktkur.info.de). Das Besondere daran: Sie kann auch ambulant am Wohnort durchgeführt werden. Allerdings findet solch eine Kur immer in Gruppen mit 15 Personen statt. Deshalb werden dafür festgelegte Termine angeboten.

80. Wer übernimmt die Kosten?

Die Kosten für eine Kur oder Reha-Maßnahme übernehmen (weitgehend) die Krankenkassen für gesetzlich Versicherte oder die Rentenversicherungsträger für privat Versicherte. Weil die Kosten im Gesundheitswesen ständig steigen,

wird die Bewilligung einer Kur allerdings immer restriktiver gehandhabt. Deshalb muss bei diesen Trägern auch der Antrag für eine Reha-Maßnahme gestellt werden. Ganz wichtig: Die Indikation des Arztes muss eindeutig sein, und der beigefügte Befundbericht muss möglichst präzise auflisten, welche Beschwerden ständig auftreten. Die Kostenträger können entweder einen Vertrauensarzt oder den medizinischen Dienst der Krankenkassen einschalten, um die Notwendigkeit einer Kur zu klären.
Neben Kuren für Erwachsene gibt es spezielle Kuren:

→ Kind-Mutter/Vater-Kur, wenn das Kind chronisch krank ist und von Mutter oder Vater begleitet wird,
→ Mutter/Vater-Kind-Kur, wenn ein oder beide Elternteile erkrankt sind und die kleinen Kinder mitfahren (müssen).

Fahrtkosten werden entweder voll übernommen oder zumindest teilweise erstattet. Eltern, die ihr krankes Kind begleiten, wird die Kur nicht auf die Urlaubstage angerechnet. Wenn es nötig ist, können sogar gesunde Begleitkinder, wie Geschwister, die sich noch nicht selbst versorgen können, mitgenommen werden oder sogar eine Haushaltshilfe, die sich um die Familie kümmert.
Wenn (Geschwister-)Kinder nicht mit zur Kur fahren können, werden sie oft vom Vater, von Verwandten oder von Freunden versorgt. Muss hierfür unbezahlter Urlaub genommen werden, übernimmt die Krankenkasse in der Regel einen Teil des Lohn- oder Gehaltsausfalls.
Falls niemand für die Kinderbetreuung gefunden werden kann, helfen Kurbetreuer in einer Beratungsstelle bei der Suche nach einer Familienpflegerin. Die Krankenkasse trägt die Kosten, wenn die Kinder unter 12 Jahre alt oder behindert sind.
Erwachsene haben nur Anspruch auf einen dreiwöchigen Kuraufenthalt und auf 20 Tage ambulante Reha-Maßnahme.
Kinder bis zum Alter von 14 Jahren haben allerdings Anspruch auf vier bis sechs Wochen Kur. Halten die dort behandelnden Ärzte eine Verlängerung für notwenig, können Sie einen Verlängerungsantrag mit entsprechender Begründung stellen.

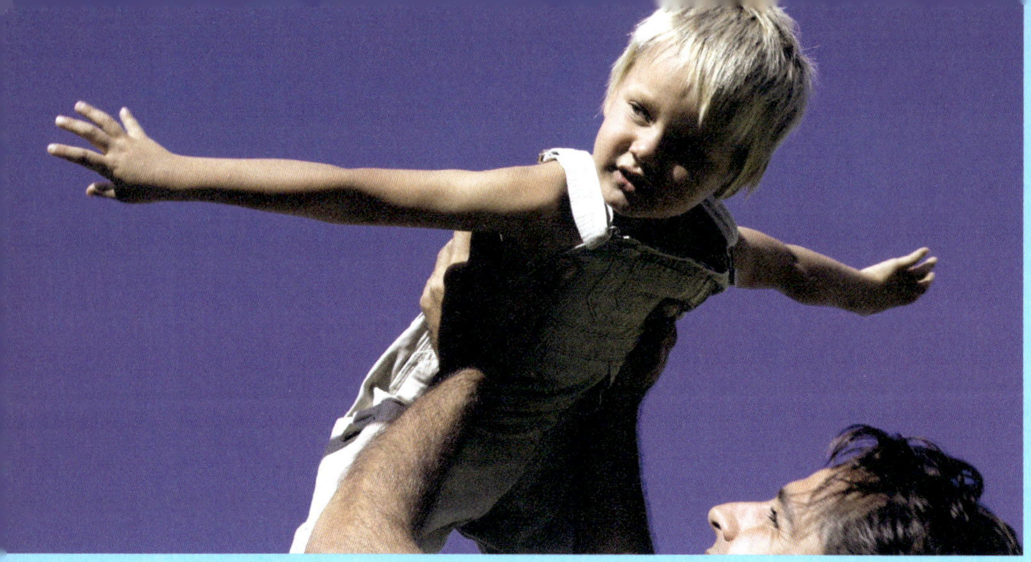

Prävention

So können Sie sich schützen

Grundlagen

Sie wissen bereits, dass es sehr wichtig ist, zum eigenen Manager seiner Hautkrankheit zu werden. Ob und wie schnell sich wieder ein Schub einstellt und wie heftig dieser wird, können Sie bis zu einem gewissen Maß selbst beeinflussen. Besonders im Alltag können Sie vorbeugende (präventive) Maßnahmen treffen: Die Gestaltung des Wohnumfeldes spielt dabei eine wichtige Rolle. Aber auch Kleidung, Ernährung, die Art des Urlaubs, Haustiere und die Gestaltung des Berufsumfeldes sind Faktoren, die im Zusammenhang mit Neurodermitis beachtet werden müssen.

Dass das Thema Allergien und deren Prävention auch von Gesundheitspolitikern sehr ernst genommen wird, ist durch die fördernde Unterstützung der Gründung des «aktionsbündnis allergie prävention» (abap) (www.allergiepraevention.de) im Jahr 2001 dokumentiert. Dieser Kooperationsverbund, der interdisziplinär und berufsübergreifend arbeitet, hat sich eine breite Aufklärung sowie die Erarbeitung und Umsetzung von Leitlinien zur Vorbeugung von Allergien zum Ziel gesetzt. Eine gute Prävention beginnt bereits im Mutterleib. Schon dort kann der Embryo vor zahlreichen allergischen Einflüssen geschützt werden.

Schwangerschaft und Stillzeit

81. Wie soll ich mich ernähren?

Über die Nabelschnur wird das Kind nicht nur mit Sauerstoff und Nahrung versorgt, sondern auch Schadstoffe und allergieauslösende Stoffe (Allergene) strömen ungehindert in den Blutkreislauf des Fötus. So kann sich schon im Mutterleib ein überempfindliches Immunsystem entwickeln. Ärzte raten daher Müttern, deren Kinder ein erhöhtes Allergierisiko zu erwarten haben, schon in der Schwangerschaft allergiebegünstigende, histaminhaltige Nahrungsmittel wie Fisch, Käse, Nüsse, Mayonnaise, Soja, Hühnereiweiß, Kuhmilch und Zitrusfrüchte zu meiden oder zumindest nicht im Übermaß zu verzehren. Ziegenmilch, Broccoli, Fenchel, Grünkohl und Sesam sind gute Alternativen, um den gesteigerten Calciumbedarf während der Schwangerschaft zu decken. Eine ausgewogene, vitaminreiche Kost mit Vollkornprodukten ist am gesündesten für Mutter und Kind. Eine Diät sollte in der Schwangerschaft nur in Ausnahmefällen und nur nach ärztlicher Rücksprache und Kontrolle durchgeführt werden. Denn: Schmelzen die Fettdepots zu stark ab, können die dort gespeicherten Allergene in die Muttermilch übergehen.

82. Soll ich stillen und wie lange?

Stillen ist das Beste, was eine Mutter ihrem Kind als Start ins Leben mitgeben kann. Die ideale Stilldauer beträgt drei bis sechs Monate. Für Risikokinder (Atopiker) empfehlen Experten ohnehin eine Stillzeit von mindestens sechs Monaten, denn die Kinder nehmen über die Milch schützende Antikörper auf, die sie selbst erst ab dem dritten Lebensmonat langsam ausbilden. Außerdem ist Muttermilch perfekt auf die Bedürfnisse des Organismus des Babys abgestimmt. Stillende Frauen sollten auch nach der Geburt eine allergenarme Ernährung beibehalten, da die Allergene (aus Zitrusfrüchten und Fruchtsäften oder Medikamenten) sonst über die Muttermilch zum Kind gelangen.
Ganz wichtig ist auch, dass sich werdende Mütter von dem Irrglauben frei machen, viel Kuhmilch

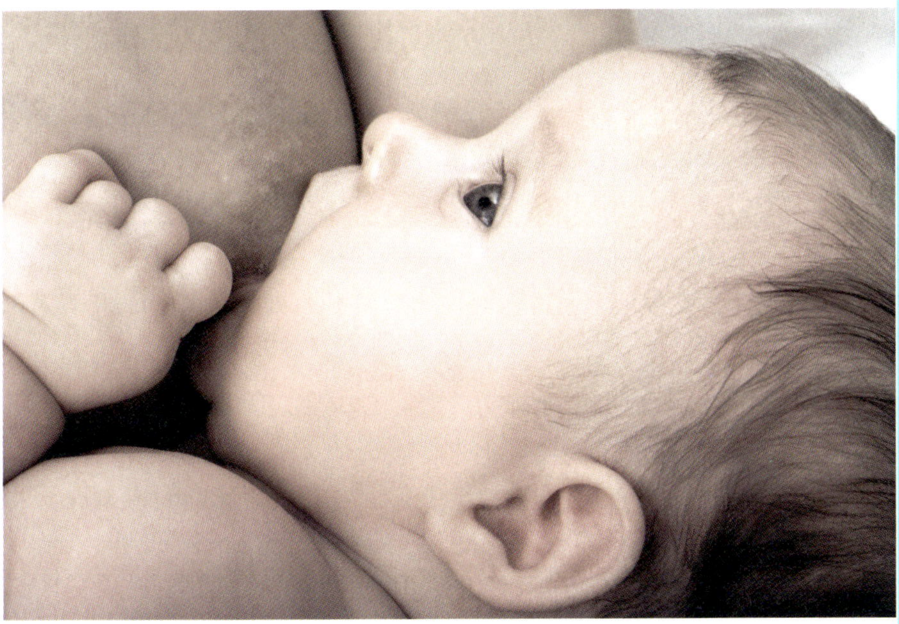

trinken zu müssen, um die Milchproduktion in der Brust anzuregen. Da Kuhmilch stark allergenhaltig ist, würden Sie Ihrem Kind potenziell den Weg zu einer Milchallergie und Folgekrankheiten wie der Neurodermitis bereiten. Nehmen Sie stattdessen lieber gesäuerte Milchprodukte wie Quark und Joghurt zu sich, die besser verträglich sind und das notwendige Calcium ebenfalls in ausreichenden Mengen enthalten. Ziegenmilch kann eine Alternative sein, bei Sojamilch ist Vorsicht geboten. Auch sie kann allergische Reaktionen nach sich ziehen. Wenn es mit dem Stillen gar nicht klappt, können Mütter auf spezielle allergenarme Babykost ausweichen (→ Ernährung, Seite 124).

Tipp: **Achten Sie darauf, dass Ihr Baby, wenn es nachts im Schlafsaal der Entbindungsstation schläft, nur Wasser oder Tee erhält, nicht jedoch ein «Nachtfläschchen» mit Fertigmilchnahrung. Darin lauern Allergene, die all Ihre Bemühungen zunichte machen können. Am besten, Sie nutzen das «Rooming-in». Damit haben Sie Ihr Kind Tag und Nacht bei sich und können es so ernähren, wie Sie es für richtig halten.**

83. Kann die Einnahme von Milchsäurebakterien schützen?

Finnische Wissenschaftler der Universität Turku hatten bereits in den Jahren 1999 bis 2001 herausgefunden, dass sich das Neurodermitis-Risiko von Kindern mit familiärer Vorbelastung durch die Einnahme bestimmter Milchsäurebakterien (Lactobacillus GG) deutlich senken lässt. Im Jahr 2003 wurden neue Nachbeobachtungsergebnisse veröffentlicht, die einen Zeitraum von vier Jahren überblicken. Mit dieser Präventionsstudie konnte nachgewiesen werden, dass der Schutzeffekt für das atopische Ekzem bei den Beteiligten über vier Jahre anhält.

In der Studie erhielten Schwangere mit positiver Familienanamnese für Atopien zwei bis vier Wochen vor der Geburt und während der Stillzeit ein Probiotika-Präparat mit hochdosiertem Lactobacillus rhamnosus GG. In den ersten sechs Lebensmonaten wurden auch die Babys über angereicherte Säuglingsmilch damit versorgt. Stillende Mütter nahmen die Kapseln ebenfalls über diesen Zeitraum hinweg ein.

Im Vergleich zu einer Kontrollgruppe hatten nach zwei Jahren nur halb so viele dieser Kinder eine Neurodermitis entwickelt. Somit war durch die Einnahme des Darmbakteriums das Atopie-Risiko um die Hälfte rückläufig. Die Mehrzahl der Kinder wurde nach 24 Monaten noch einmal untersucht. Die Ergebnisse bestätigten, dass auch vier Jahre nach der Einnahme des Lactobazillus-Präparates der präventive Effekt noch anhielt. Eine Neurodermitis trat nur bei 14 von 53 Kindern in der Probiotika-Gruppe auf, jedoch entwickelten 25 von 54 Kindern aus der Placebo-Gruppe das atopische Ekzem. Die Wirkung der Lactobacillus-Präparate erklären die Wissenschaftler damit, dass der noch weitgehend mikrobenfreie Darm der Säuglinge mit den Bakterien gewissermaßen geimpft und somit das Immunsystem gestärkt wird. Allerdings wirkt erst eine hohe Dosis präventiv.

Mit diesem positiven Ergebnis für eine wirksame Präventionsmaßnahme erfahren die Verfechter der «Darmtheorie» wissenschaftliche Bestätigung. Sie gingen davon aus, dass ein mit Keimen fehlbesiedelter Darm bei Säuglingen eine Entgleisung des Immunsystems nach sich zieht (siehe Seite 22).

Unklar ist noch, ob der Schutz bis ins Jugend- und Erwachsenenalter hält. Es genügt zudem nicht, nur viele probiotische Milchprodukte in den Ernährungsplan aufzunehmen: Die Menge der Bakterien im Joghurt reicht für einen wirksamen Schutz einfach nicht aus. Bevor man die Einnahme von Lactobacillus-Präparaten generell empfehlen kann, müssen die Forschungsergebnisse noch durch weitere Untersuchungen bestätigt werden.

84. Erhöht das Rauchen während der Schwangerschaft das Atopie-Risiko?

Am besten nutzen die werdende Mutter und der Vater sowie alle anderen Personen, die im gleichen Haus oder Haushalt leben, die Schwangerschaft, um dem blauen Dunst zu entsagen. Zigarettenrauch gehört zu den häufigsten und schädlichsten Innenraumschadstoffen. Viele Studien belegen die Schädlichkeit des inhalierten Nikotins und des Tabakrauchs in Räumen. Beides erhöht das Allergie- und Neurodermitis-Risiko drastisch. Und weil das auch für das Passivrauchen gilt, sollten alle Personen in Gegenwart der Schwangeren und des Säuglings auf die Zigarette verzichten. Auch lange Nächte in verräucherten Kneipen sollten für werdende Mütter von Risikokindern tabu sein.

Gesundes Wohnen

85. Wie gestalte ich mein Wohnumfeld und Schlafzimmer zweckmäßig?

Niemand verlangt, dass Sie in einer sterilen Wohnung oder einem Haus leben müssen, in dem es immer nach Desinfektionsmitteln riecht. Aber wenn Sie einige Dinge beachten, kann Ihnen das Ihr Leben erleichtern. Für Neurodermitiker gelten die gleichen Empfehlungen wie für Allergiker. Ganz wichtig ist es, das Wohnumfeld frei von Hausstaubmilben und Schimmelpilzen zu halten. Sobald es feucht und muffig riecht, wie dies in alten (Bauern-) Häusern oft der Fall ist, heißt es: Gut lüften und nach den Ursachen forschen. Suchen Sie nach feuchtem Mauerwerk und schimmeligen Wänden in Keller, Küche und Bad, hinter Kacheln und Holzpaneelen. Auch undichte oder zu dicht schließende Fenster (Thermoglasscheiben) verhindern, dass der notwendige Luftaustausch gut funktioniert.

In den Räumen sollte eine Luftfeuchtigkeit von 50 bis 55 Prozent (Hygrometer anschaffen) und eine Temperatur von maximal 20 Grad herrschen, im Schlafzimmer sogar nur 15 Grad. Außerdem sollten Sie Folgendes bei der Ausstattung und Einrichtung berücksichtigen:

- → Auf Staubfänger verzichten: Keine Gardinen und Vorhänge, lieber glatte Rollos oder Lamellen-Jalousien anbringen.
- → Vor allem im Schlafzimmer keine langflorigen oder haarigen Teppichböden (Flokati) aus Wolle auslegen.
- → Besser Parkett, Laminat, Kork oder Fliesen verlegen.

Aber: Nach neuesten Erkenntnissen der Wissenschaftler sind kurzflorige Teppichböden aus Synthetik auch für Neurodermitiker geeignet, auf glatten Böden sammelt sich der Staub in großen Flocken und kann so mehr allergene Substanzen aufnehmen und wieder abgeben.

Grundsätzlich müssen alle Böden mehrmals wöchentlich gesaugt oder feucht gewischt werden. Am besten eignen sich Staubsauger mit milbenkotdichtem Mehrfach-Allergen-Filter. Dieser muss alle zwei bis drei Wochen ausgetauscht werden. Als Alternative kommt ein Wasserstaubsauger in Frage. Wenn Velours-Teppichböden ausliegen, sollten Sie diese, ebenso wie die Polstermöbel, mit einem «akariziden» Mittel (in Apotheken erhältlich) regelmäßig reinigen. Dort gibt es

auch einen Test, mit dem die Menge der Hausstaubmilben bestimmt werden kann.
Weitere Tipps zum gesunden Wohnen:

- Nur wasserlösliche Kleber und Kleister für Teppichböden, Tapeten und Holzpaneele benutzen oder allergenarme, geprüfte Spezialkleber verwenden.
- Keine losen Teppiche oder Brücken auslegen. Bei Teppichböden und deren Rückenbeschichtung auf Qualitätssiegel mit dem Zusatz «für Allergiker geeignet» oder «allergiegeprüft» achten.
- Zumindest im Schlafzimmer auf offene Bücherregale verzichten. Sie ziehen Staub magisch an.
- Zierpflanzen sollten ebenfalls besser nicht im Schlafzimmer stehen.
- Lammfelle und Felle von Ziegen, Kühen, Schafen oder von Lamas haben im häuslichen Umfeld von Neurodermitikern/Allergikern nichts zu suchen: Weder in Kinderwagen noch in (Kinder-)Betten, als Bettvorleger oder Bodenteppich.
- Polstermöbel nur mit glatten Bezugsstoffen wählen, die die Haut so wenig wie möglich durch Reibung reizen und die problemlos zu reinigen sind.
- Keine losen Kissen mit Wollbezug oder Decken aus Wolle, Kamelhaar oder plüschigen Materialien benutzen. Besser sind glatte Baumwollstoffe und Synthetik-Mischungen, die nicht kratzen und keinen Staub anziehen.
- Auf gute Waschbarkeit (mindestens 60 Grad) des Materials (Bezüge, Inlett) achten.
- Alle Räume stets gründlich lüften und trocken halten.
- Möglichst auf Luftbefeuchter verzichten (vor allem auf solche mit Saugmatten, die an Heizungen hängen). Um die Luftfeuchtigkeit in Räumen zu steigern, bieten sich Wasserbrunnen an, die es in vielfältigen Ausführungen gibt.

Tipp: Achten Sie darauf, dass in Möbeln, Wandpaneelen, Textil- oder Schaumstoffen, Parkett, Laminat oder Spanplatten, Lacken und Klebern kein Formaldehyd enthalten ist. Dieser Stoff wird als Bindemittel in Spanplatten und Holzwerkstoffen eingesetzt und kann noch nach Jahren in die Raumluft «ausgasen». Weil in den achtziger Jahren Gesundheitsschäden durch zu hohe Formaldehyd-Konzentrationen nachgewiesen wurden, besteht für die Möbelindustrie seit 1989 eine Beschränkung für die Konzentration von Formaldehyd. Das Bundesgesundheitsamt empfiehlt seit 1997 als Richtwert für Innenräume eine Konzentration von 0,1 ppm (= Parts per million: ein Teil Formaldehyd auf eine Million Teile Luft oder 0,125 mg/m3 Raumluft). Achten Sie daher auf die RAL-Umweltzeichen mit den Zusätzen «weil emissionsarm» oder «weil arm an Formaldehyd».

86. Welche Bettwaren und Matratzen sind geeignet?

Auslöser für allergene Reaktionen sind u. a. auch Hausstaubmilben bzw. der Kot dieser Tiere. Um den Milben, die sich vorzugsweise in Matratzen, Kopfkissen und Bettdecken mit (Daunen-)Federfüllung, Wollteppichen und Polstermöbeln ansiedeln, den Garaus zu machen, sind einige Dinge zu berücksichtigen. Die kleinen Spinnentierchen sind mit bloßem Auge nicht zu erkennen. Sie ernähren sich von menschlichen Hautschuppen und vermehren sich besonders gut in einem feuchtwarmen Klima. So kann ein Gramm Matratzenstaub zwischen 1500 und 15.000 (!) Milben enthalten. Milbendichte Bezüge für Matratzen, Kopfkissen und Bettdecken sind daher für Allergiker wichtige Schutzbarrieren, um ungestört schlafen zu können. Und so sollte ein Bett ausgestattet sein:

→ Keine Rosshaar-, Kokos- oder Federkernmatratzen, besser solche aus Schaumstoff, Kapok oder Latex wählen. Futons bieten sich auch an.
→ Matratzen alle acht Jahre austauschen.
→ Bei Bettbezügen und Bettlaken sowie Matratzenauflagen auf kochfeste Baumwolle, die bei 95 Grad waschbar ist, achten.
→ Auch spezielle «Allergiker»-Bettwaren (Decken, Kissen, Matratzenbezüge) sollten bei 60 oder 95 Grad in der Maschine waschbar sein. Sie sollten nicht zu dick sein, weil sonst der Luft- und Feuchtigkeitsaustausch verringert wird und sich nächtliches Schwitzen verstärken kann. Deshalb ist es sinnvoll, zwischen Sommer- und Winterdecke zu wechseln oder eine zusammenknöpfbare Vier-Jahreszeiten-Decke zu wählen (Zwei-in-eins-Variante mit dicker und dünner Hälfte).
→ «Encasing»-Bezüge verwenden, die eine wirksame Barriere gegen Hausstaubmilben bilden. Diese werden direkt über Matratze, Decke oder Kopfkissen gezogen, darüber kommt dann die normale Bettwäsche. Sie sind atmungsaktiv, lassen aber die Milben nicht durchdringen.

→ Achten Sie beim Kauf auf Prüf- und Qualitätssiegel, sie spielen eine wichtige Rolle beim Kauf und auch für die Kostenerstattung oder Bezuschussung durch die Krankenkassen. Erst wenn durch eine aufwändige Prüfprozedur, die nach jeweils fünf Wäschen wiederholt wird, die wirksame Barrierefunktion dieser Encasings festgestellt wurde, wird das TÜV-Zertifikat vom Rheinisch-Westfälischen TÜV (RWTÜV) verliehen, das jährlich erneuert werden muss. Die wichtigsten Prüfkriterien betreffen folgende Parameter:

1. Hohe Wasserdampf- und Luftdurchlässigkeit.
2. Hohe Dichtigkeit gegen allergenhaltige Milbenkot-Partikel, die auch nach mehreren Waschvorgängen (ein- bis zweimal pro Jahr) erhalten bleiben muss. Als Materialien werden Mikrofasergewebe, beschichtete oder laminierte Baumwolle, sehr dicht gewebte Stoffe mit sehr geringer Maschenweite sowie silberbeschichtete Jerseys verarbeitet.

Richtig waschen:

→ Wenn Sie ganz sicher gehen wollen, dass alle Hausstaubmilben sowie fettige Cremereste und Pollenrückstände aus Kissen und Kleidung beim Waschvorgang entfernt werden, sollten Sie überlegen, sich eine Spezialwaschmaschine anzuschaffen. Das erste Modell wurde im Mai 2003 auf den Markt gebracht. Der Hersteller der «medicwash» hat vor der Entwicklung über 4000 Mitglieder des Deutschen Allergie- und Asthmabundes (DAAB) nach ihren Vorstellungen und Bedürfnissen befragt (→ Adressenanhang, Seite 135). Mit Hilfe der Ergebnisse wurden diverse Spezialprogramme entwickelt.

→ Auf der Suche nach einem geeigneten Waschmittel können die Empfehlungen des DAAB ebenfalls hilfreich sein. Mit dessen Hilfe haben zwei Hersteller Pulver, Waschgel und Flüssigwaschmittel entwickelt, die besonders schonend zur Neurodermitiker-Haut sind. Sie tragen im Namen die Bezeichnungen «... med» oder «... sensitiv». Alle enthalten weder Duft- noch Farb- oder Konservierungsstoffe und stellen eine preiswerte Alternative zu Waschmitteln aus Öko-Läden oder Reformhäusern dar.

→ Bei normalen Waschmitteln sollten Sie vor dem Kauf genau hinsehen und -riechen. Die Zusammensetzung des Waschmittels muss auf der Verpackung stehen, und wenn dem Päckchen oder der Flasche ein zu starker Duft entströmt, sind Duftstoffe/Parfümstoffe im Spiel. So können beispielsweise auch spezielle Waschmittel für Babys ohne Konservierungs- und Farbstoffe auskommen, dafür allerdings sehr stark mit Duftstoffen angereichert sein. Und diese können die empfindliche Haut ebenfalls reizen. Ein Flüssigwaschmittel mit Kamillezusätzen duftet kaum und könnte eine Alternative sein, wenn auf Kamille keine allergische Reaktion nachweisbar ist.

87. Was ist bei Kuscheltieren zu beachten?

Alle Kinder lieben sie und fühlen sich ohne ein Kuscheltier einsam. Diese Tröster und Spielkameraden sollten Sie Ihrem Kind keinesfalls vorenthalten. Aber es muss nicht gleich eine große Menagerie der Tiere sein. Zwei bis drei reichen aus, wobei eines fürs Bett reserviert sein sollte. Mindestens einmal in der Woche müssen sie gewaschen werden, um Hausstaub und damit den Milbenkot zu entfernen, am besten im Schongang der Waschmaschine. Zusätzlich können Sie das Kuscheltier vor dem Waschen in eine Plastiktüte packen und für 24 Stunden in das Kühlfach oder die Kühltruhe legen. Der Kälteschock tötet die Milben ab, anschließendes Waschen schwemmt sie aus.

88. Müssen Haustiere abgeschafft werden?

Für Kinder sind Haustiere oftmals Geschwistterersatz, Freund und Tröster. Sie werden geliebt, umsorgt und geben psychischen Halt. Solche Tiere plötzlich abzuschaffen bringt man kaum übers Herz, aber das ist auch nicht unbedingt nötig. Experten raten zwar belasteten Familien, keine gefiederten oder haarenden Haustiere anzuschaffen; leben jedoch bereits Haustiere im Haushalt, und das Kind entwickelt eine Neurodermitis, macht es keinen Sinn, die Tiere wegzugeben. Denn Tierepithelien (= feste Einheit verbundener Hautschuppen) sind hartnäckig. Sie halten sich bis zu zwei Jahre im häuslichen Umfeld und sind sehr schwer vollständig zu entfernen. In Untersuchungen bei Hochrisikofamilien hat sich allerdings herausgestellt, dass an Tiere gewöhnte Kinder eine gewisse Immunität gegen Haare und Federn entwickeln. Es ist allerdings nicht ratsam, neue Tiere anzuschaffen, da Allergene auch in deren Speichel enthalten sind, der somit eine weitere Übertragungsquelle darstellt.

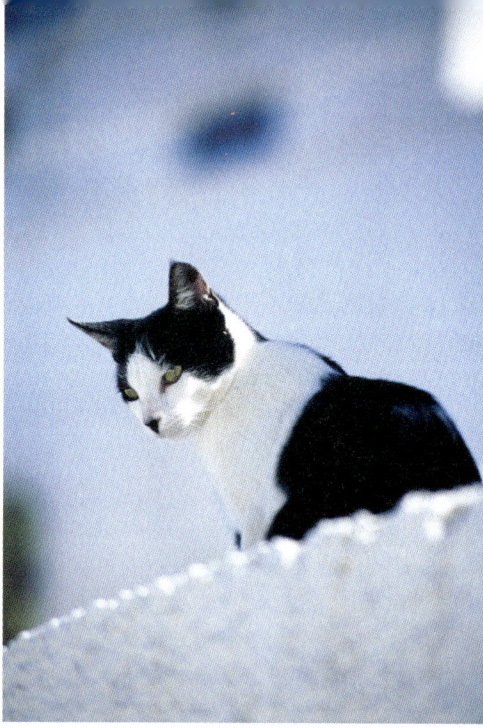

Tipp: Kinder müssen auf Tiere nicht verzichten. Als Alternativen zu Hund, Katze, Wellensittich oder Meerschweinchen bieten sich Schildkröten und/oder Fische an. Sie sollten jedoch vorher testen, ob Ihr Kind auf eingeatmete Partikel des Trockenfutters für Fische allergisch reagiert.

Die richtige Kleidung

Grundlagen

Alles, was unsere Haut unmittelbar berührt, führt zu einem Reibeeffekt. Deshalb sollten Kleidung, Wäsche und Bettwäsche nicht aus rauen Materialien bestehen, die auf der Haut scheuern, Entzündungen und Juckreiz auslösen oder verstärken können. Kleidung sollte locker am Körper sitzen und nirgends einengen. Auch sollte sie immer an die Umgebungstemperatur angepasst sein.

Das Tragen zu warmer Kleidung fördert das Schwitzen und damit den Juckreiz und die Entzündung der Haut. Vor allem im Winter ist auf klimaausgleichende (Sport-) Kleidung zu achten. Für Kinder wie für Erwachsene empfiehlt sich für die kalte Jahreszeit der «Zwiebel-Look»: Mehrere Kleidungsstücke (T-Shirt, Bluse, Pulli, Jacke) werden übereinander gezogen. Je nach (Raum-) Temperatur können sie nach und nach abgelegt werden, und die Haut leidet nicht durch Hitzestau und Schwitzen.

89. Was ist besser: Naturfaser oder Synthetik?

Lange Zeit wurde Neurodermitikern empfohlen, ausschließlich naturbelassene Baumwollwäsche und -kleidung zu tragen, doch dies gilt heute nicht mehr uneingeschränkt. Inzwischen ist bekannt, dass diese Naturfaser viel Feuchtigkeit aufnimmt und am Körper «klebt». Das kann Hautirritationen hervorrufen. Deshalb wurden in den vergangenen Jahren zahlreiche neue Materialien entwickelt, die besonders sanft zur kranken Haut sind (siehe Seite 118). Nach Möglichkeit sollten aber zumindest die Unterwäsche und Schlafanzüge aus kochfesten, ungefärbten Naturfasern bestehen.
Grundsätzlich können Sie jedoch das anziehen, was Ihnen angenehm ist. Durch ein intensives Befühlen der Materialien vor dem Kauf, mit einem Geruchstest und dem Anprobieren wird die Kaufentscheidung erleichtert.
Moderne, funktionelle Spezial-Textilien aus hautverträglichen, atmungsaktiven Synthetikmaterialien oder aus Spezialfasern können das Leben von Neurodermitikern erheblich erleichtern. Die Entwicklung von Textilien mit eingebautem «Gesundheitswert» schreitet fort. Heute bereits sorgt klimaausgleichende Kleidung für den optimalen Wärme-Kälte-Austausch, und solche mit Sonnenschutz bewahrt nicht nur die Neurodermitiker-Haut vor Sonnenschäden. Wäsche und Strümpfe, die die Haut durch eine integrierte Beschichtung mit Feuchtigkeitscremes pflegen, werden bei trockener Haut als angenehm empfunden. Inwieweit diese sich allerdings für Sie eignen, müssen Sie selbst ausprobieren, weil es dazu noch keine Untersuchungen gibt.
Bei sportlichen Aktivitäten sind immer Spezialfasern zu wählen, die die durchs Schwitzen entstehende Feuchtigkeit nach außen leiten und der Haut ein trockenes Gefühl vermitteln.

90. Gibt es zuverlässige Qualitätssiegel?

Auf Nummer sicher gehen Sie, wenn Sie Naturtextilien kaufen. Im «Internationalen Verband der Naturtextilwirtschaft e.V. (IVN)» (www.naturtextil.com) haben sich europaweit 70 Hersteller von Naturtextilien zusammengeschlossen. Das zertifizierte Qualitätszeichen «Naturtextil IVN BEST» (blauer Kreis) steht für den höchsten heute realisierbaren Standard: Überprüft werden der ökologische Anbau, die Verwendung reiner Naturfasern/Mischungen und die fertige Kleidung, die keinerlei schädliche Substanzen enthalten darf. Außerdem wird auf eine sozialverträgliche Produktion ohne Kinderarbeit und mit angemessenem Lohn geachtet. Das orangefarbene Gütesiegel «Naturtextil IVN BETTER» wird für Produkte vergeben, die noch nicht in allen Teilen den hohen Anforderungen entsprechend produziert werden, aber trotzdem durch die textile Qualität überzeugen.

Diese hochwertigen, schadstoffgeprüften Textilien haben natürlich ihren Preis. Wer weniger Geld investieren will, kann zu Kleidungsstücken greifen, die mit dem «Öko-Tex-Standard 100/100 plus-Siegel» (www.oekotex.com) ausgezeichnet sind. Die Kriterien für dieses Qualitätssiegel sind vom Forschungsinstitut Hohenstein entwickelt worden. Seit 1992 haben rund 5000 Hersteller aus dem In- und Ausland über 30.000 Zertifikate für ihre Textilien erworben – von der Babywäsche bis zur Gardine und zum Autositzbezug. Mit dem Gütesiegel verpflichten sie sich, von der Rohware bis zum gebrauchsfertigen Produkt, die strengen Kriterien an die textile Ware zu erfüllen und ständig überprüfen zu lassen. Dies schließt den Anbau (beispielsweise von Baumwolle) und die Weiterverarbeitung (aggressive Chemikalien und Azo-Farbstoffe sind verboten) ebenso ein wie die anschließende Ausrüstung der Materialien. Der Formaldehydgehalt liegt zudem unter den zugelassenen Grenzwerten – bei Babykleidung sogar unter der Menge, die in einem Apfel enthalten ist.

Ebenfalls sehr strenge Kriterien für Wäsche, Strümpfe, Badebekleidung und andere Textilien, die direkt mit der Haut in Berührung kommen, gelten für die Ware der Mitglieder in der «Fördergemeinschaft körperverträgliche Textilien e.V.» (www.koerpervertraegliche-textilien.de). Ihre Textilien, die seit 2000 im Handel sind, tragen auf dem Label die Bezeichnung «Medizinisch getestet». Die Fördergemeinschaft, in der namhafte Baby- und Kinderbekleidungs-Hersteller organisiert sind, wurde erst 1998 gegründet. Sie ließ vom Institut für experimentelle Dermatologie an der Universität Witten/Herdecke einen hochdifferenzierten Hauttest entwickeln, der die Reaktion der Hautzellen auf den textilen Stoff prüft, so wie es auch für andere Medizinprodukte (Wundauflagen, Pflaster, Verbände) üblich ist. Ist der Nachweis erbracht, dass das Textil ungiftig ist, wird das Siegel verliehen.

91. Was für neue Textilien gibt es?

Zu den neuen Entwicklungen aus dem High-Tech-Bereich zählen Spezialanzüge aus Polyester-Mikrofaser mit eingewebter Carbonfaser, die dauerhaft antistatisch bleiben und bei 60 Grad waschbar sind. Selbst hartnäckige Salbenreste lassen sich aus diesem glatten Gewebe mit «Kühleffekt» für die Haut problemlos entfernen. Ursprünglich wurde dieses Material für Patienten mit Hautverbrennungen entwickelt. An vier Universitätshautkliniken wurden die Anzüge an kleinen und großen Neurodermitis-Patienten erprobt und mit dem Prädikat «klinisch getestet» ausgezeichnet. Für Kinder stehen einteilige Overalls, für Jugendliche und Erwachsene zweiteilige Kasack-Anzüge zur Verfügung. Entsprechende Bettbezüge (Encasings) für Hausstauballergiker (siehe Seite 112) ergänzen die Produktpalette.
Zu den neusten und teuren Innovationen gehören versilberte Textilien, die als Encasings, Leibwäsche, Schlafanzüge und Handschuhe für Babys, Jugendliche und Erwachsene angeboten werden. Der Jersey aus Mikrofaser mit Elasthan ist längs- und querelastisch und wird als komplette Stoffbahn durch ein Silberbad gezogen. So beschichtet, halten die Textilien 150 Wäschen und mehr aus. Ein weiterer Vorteil: Durch die Silberionen haben diese Textilien eine «Schutzbarriere», die auch Bakterien und Pilze abtötet (→ Adressen, Seite 137). Die antibakterielle und antimykotische (= pilzhemmende) Wirkung bleibt lange erhalten. Dies wurde an zwei Universitätshautkliniken nachgewiesen. Ein weiterer bedeutender Effekt: Der Verbrauch von cortisonhaltigen Salben, die zur Behandlung bei entzündlichen Schüben der Neurodermitis notwendig sind, kann erheblich reduziert werden. Die Haut der Neurodermitiker entzündet sich nicht ständig neu und heilt schneller ab. Auch spezielle Neurodermitis-Overalls aus Baumwolle oder atmungsaktiven Mikrofaser-Synthetics verhindern, dass sich (Klein-)Kinder, Jugendliche und Erwachsene ihre entzündete Haut während der Nacht aufkratzen. Bei diesen Anzügen mit integrierten Füßlingen und Fäustlingen (auch zum Abknöpfen) liegen die Nähte außen oder, als flache Kappnähte, innen.

92. Welche Materialien reizen die Haut, welche nicht?

Alles, was kratzt oder scheuert, gehört nicht an die Haut von Neurodermitikern. Zu bevorzugen sind locker und fein gewebte Materialien wie Baumwolle, Seide, weiches Leinen oder Halbleinen, Zellulosestoffe (wie Viskose oder Modal) sowie glatte Synthetics (wie Tactel und Mikrofasern), auch mit Beimischungen von Baumwolle und anderen glatten Naturfasern. Meiden sollten Sie dagegen grobe und fest gewebte Stoffe, die sich auf der Haut rau anfühlen und sie reizen können. Dazu zählen vor allem:

- jede Art von Wolle (Pullover, Wollfutter, Wollhandschuhe und -mützen), auch als Verzierung von Pullover- oder Jackenkragen, als Schals und/oder Schultertuch,
- Leder, wenn es eng auf der Haut anliegt, wie bei Handschuhen,
- Kaninchen- oder Ziegenfellfutter in Mänteln, Handschuhen, Mützen, auch wenn es nicht direkt auf der Haut getragen wird. Manchmal treten sogar Hautreizungen auf, wenn Pelze und Pelzmützen mit dem Fell nach außen getragen werden.

Feinste Kaschmirwolle (von der tibetischen Bergziege), auch mit Beimischung von Seide, wird von einigen erwachsenen Neurodermitikern gut vertragen.

Als Alternative zum teuren Kaschmir gibt es ganz weiche Synthetikfasern (wie Kaschmink), die sanft zur kranken Haut sind. Auch die modernen klimaregulierenden Fleece-Materialien aus dem Sport- und Freizeitbereich können im Winter gute und wärmende Alternativen zu Wollkleidung und -futter sein.

Neue Kleidung, vor allem wenn sie direkten Kontakt zur Haut hat und intensiv eingefärbt ist, sollten Sie vor dem ersten Tragen mindestens drei- bis viermal waschen. Farbenfrohe T-Shirts sind immer auf links zu waschen, damit sie richtig «ausbluten» können. Ein zusätzlicher Spülgang mit hohem Wasserstand verhindert, dass Waschmittelreste zurückbleiben, die die empfindliche Haut reizen können. Mit einer Spezialwaschmaschine (siehe Seite 113) ist dies heute einfacher.

93. Übernehmen die gesetzlichen Krankenkassen Kosten?

Neurodermitiker-Anzüge, spezielle Unterwäsche oder milbendichte Schutzbezüge für Matratzen und Bettwaren können vom Arzt verordnet werden. Die Krankenkassen erstatten oder bezuschussen diese Kosten allerdings meist nur, wenn die Produkte Gütesiegel von Prüfinstituten tragen.

Am besten, Sie sprechen zuerst mit Ihrem (Kinder-)Arzt und danach persönlich mit Ihrem Krankenkassen-Sachbearbeiter.

Tipp:

- → Wenn Sie für Ihr Baby die praktischen Einmalwindeln verwenden, achten Sie darauf, dass diese nicht parfümiert sind. Auch sollten die Abschlussbündchen um Beine und Bauch nicht zu fest anliegen und die Haut keinen direkten Kontakt mit dem Kunststoff haben. Windeln mit Einlagen aus ungebleichtem Material sind zu bevorzugen. Wenn Sie Ihr Baby lieber mit naturbelassenen Stoffwindeln wickeln, können Sie vom «Verband der Windeldienste in Europa e.V.» (www.windi.net) profitieren. Dieser hat einen gut ausgebauten Bring- und Holdienst für neue und schmutzige Stoffwindeln.
- → Kleinkinder empfinden manchmal Nähte auf der Haut als unangenehm. Damit Leibwäsche, Schlafanzüge und langärmelige T-Shirts die Haut nicht reizen, kann es sinnvoll sein, die Nähte nach außen zu drehen und die Teile linksherum zu tragen. Auch eingenähte Etiketten aus hartem Synthetikmaterial reiben oft unangenehm auf der Haut. Am besten entfernen Sie sie gleich aus dem Kleidungsstück und kleben die aufgedruckte Waschanleitung auf einen Zettel.
- → Hausarbeit mit Latexhandschuhen kann sich fatal auswirken. Nicht nur dass die Haut mit einem Kontaktekzem auf Latex allergisch reagieren kann, die Neurodermitis kann sich in dem feuchten Handschuhklima auch erheblich verstärken. Darum: Immer weite Putzhandschuhe mit Baumwollfutter tragen oder auf Alternativmaterialien wie Kautschuk ausweichen. Handschuhe für Gartenarbeit gibt es ebenfalls aus Baumwolle.

Gesunde Ernährung

Grundlagen

Ob die Neurodermitis durch Nahrungsmittel ausgelöst wird oder sich dadurch verschlimmert, wird unter Experten nach wie vor diskutiert, weil es bislang immer noch keine eindeutigen Beweise dafür gibt. Allerdings zeigen einige Untersuchungen, dass Nahrungsmittelallergien eine wichtige Rolle spielen. Der Schweregrad und die Schubhäufigkeit der Neurodermitis können gemindert werden, wenn die Betroffenen bestimmte Nahrungsmittel meiden.

Schätzungen besagen, dass nur jedes dritte bis fünfte Kind mit Neurodermitis auf bestimmte Nahrungsmittel (manchmal nur auf ein einziges) mit einem Ekzemschub reagiert. Deshalb raten Experten auch von einer pauschalen «Neurodermitis-Diät» ohne genaue Allergie-Diagnostik (mittels Pricktest oder IgE-Bestimmung) ab und bezeichnen diese als unnötige Quälerei. Außerdem ist es schwierig, bei Kindern unter vier Jahren einen zuverlässigen Nachweis zu führen, weil sich ihr Immunsystem verändert und erst allmählich stabilisiert. So kann es zu falschen Testergebnissen kommen.

94. Gibt es deutliche Anzeichen für eine allergische Reaktion?

Unverträglichkeitsreaktionen vom Soforttyp (wenn die Mundschleimhaut nach dem Genuss von Erdbeeren oder einem grünen Apfel kribbelt oder sich der Bereich um den Mund herum rötet) sind eindeutig. Versteckte allergische Reaktionen auf Zusatzstoffe wie Bindemittel, Farbstoffe, Geschmacksverstärker oder (exotische) Gewürzmischungen können durch einen Allergietest (siehe Seite 28) festgestellt werden. Manchmal kommt es auch zu einer «Kreuzreaktion». So reagieren Pollenallergiker teilweise stark, wenn sie Äpfel, Sellerie, Karotten oder Haselnüsse essen. Da eine unerwünschte Reaktion auf bestimmte Nahrungsmittel meist nur vorübergehend ist, reicht es oftmals aus, das jeweilige Lebensmittel für etwa ein Jahr aus dem Speiseplan zu streichen. Viele Kinder verlieren ihre Nahrungsmittelallergie bis zum Schulalter. Während bis zu 30 Prozent der Kinder auf bestimmte Lebensmittel allergisch reagieren, sind Erwachsene nur noch zu fünf bis maximal zehn Prozent davon betroffen. Die Allergie-Diagnostik sollte

also in jährlichem Abstand wiederholt werden.
Quälen Sie Ihr Kind nicht «auf gut Glück» mit einer Diät, weil sie vielleicht im Freundeskreis empfohlen wird. Damit riskieren Sie, dass es die für sein Wachstum wichtigen Aufbaustoffe nicht in ausreichendem Maße erhält. Je umfangreicher die «Vermeidungs»-Liste für Nahrungsmittel ist, desto stärker wird die Lebensqualität eingeschränkt. Psychologen sind sogar der Ansicht, dass der aus der Vermeidung resultierende Leidensdruck eher zu einer Verschlechterung der Neurodermitis führen kann.
Jede Neurodermitis ist individuell verschieden und muss auch so bewältigt werden. Bei (Klein-)Kindern sollte dies jedoch mit so wenig Einschränkungen wie möglich geschehen.

95. Auf welche Nahrungsmittel reagiert die Haut negativ?

Gerade in den ersten Lebensjahren ist es wichtig, auf eine kontrollierte Ernährung zu achten, um negative Hautreaktionen möglichst zu umgehen. Für Kinder bis zu einem Alter von zwei Jahren können folgende Lebensmittel problematisch sein: Hühnereier, Kuhmilch(-Produkte), Soja und Weizen sowie Zitrusfrüchte mit

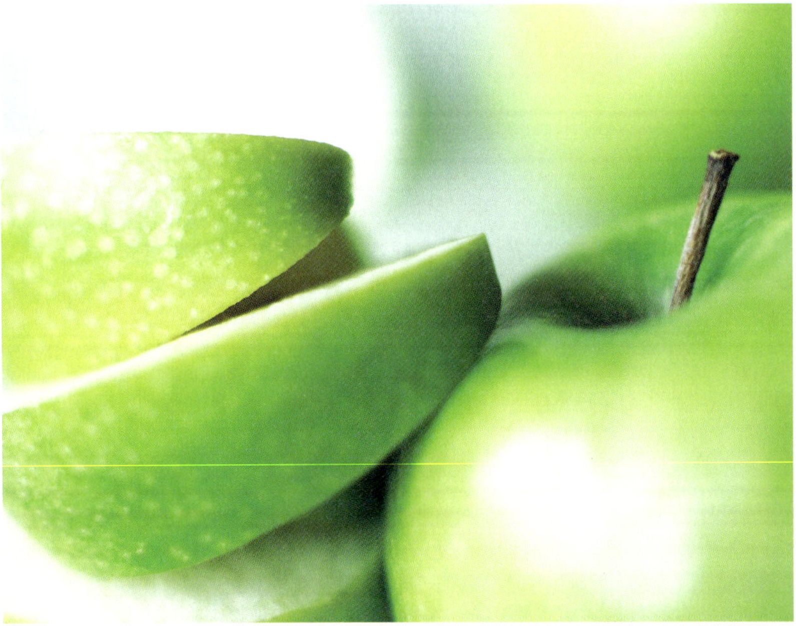

vielen Fruchtsäuren (Orangen, Klementinen, Zitronen), Fruchtsäfte und Erdnüsse. Außerdem Fisch und bestimmte Obstsorten wie Erdbeeren, Pfirsiche, Kiwis und saure Äpfel. Auch beliebte Gemüsesorten wie Sellerie, Erbsen, Linsen, Möhren, Paprika und Zwiebeln sowie saure oder scharfe Lebensmittel wie Sauerkraut, Gewürzgurken, Meerrettich, Essig oder Gewürze wie Curry und Cayennepfeffer können hautreizende Auswirkungen haben. Vorsicht ist auch bei Lebensmittelfarbstoffen, Konservierungsmitteln und Süßstoffen geboten. Nüsse sind nicht nur in einigen Fertig-Müslis enthalten, sondern können sich auch in Schokoriegeln, Keksen, Kuchen und Schokolade verbergen. Erwachsene sollten außerdem histaminhaltige Lebensmittel wie Käse, Thunfisch, Makrele, Mayonnaise, Sauerkraut, Tomaten und Soja meiden. Generell sollten Sie auf Fertigprodukte in Dosen und Tüten verzichten, weil diese meistens mit Konservierungsstoffen über lange Zeit hinweg haltbar gemacht werden. Seit 2003 gibt es allerdings Tiefkühlkost eines Herstellers, die ohne chemische Zusatzstoffe auskommt (www.frosta.de). Alkohol (auch Wein), Kaffee und schwarzer

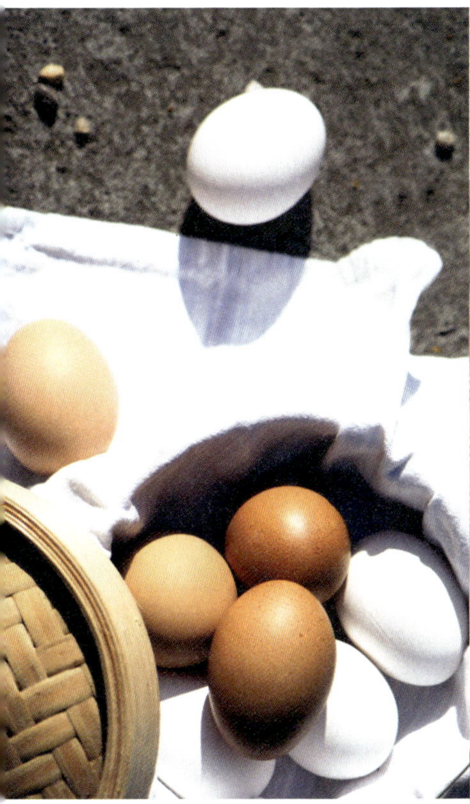

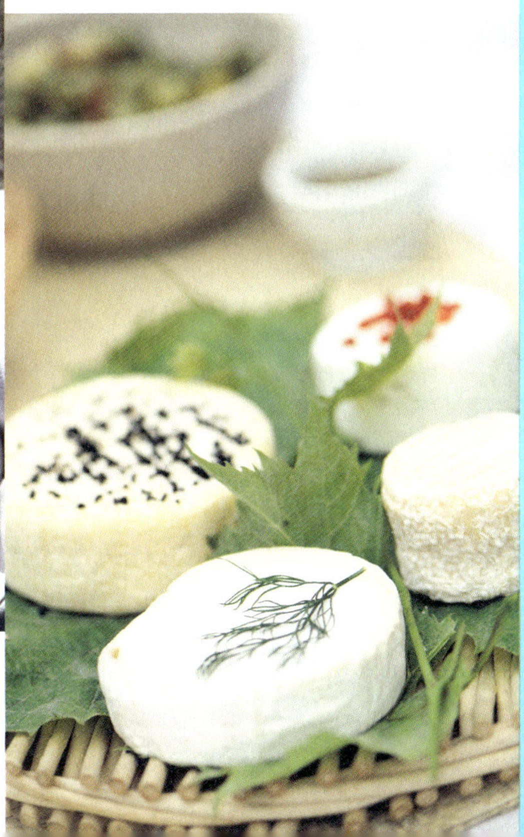

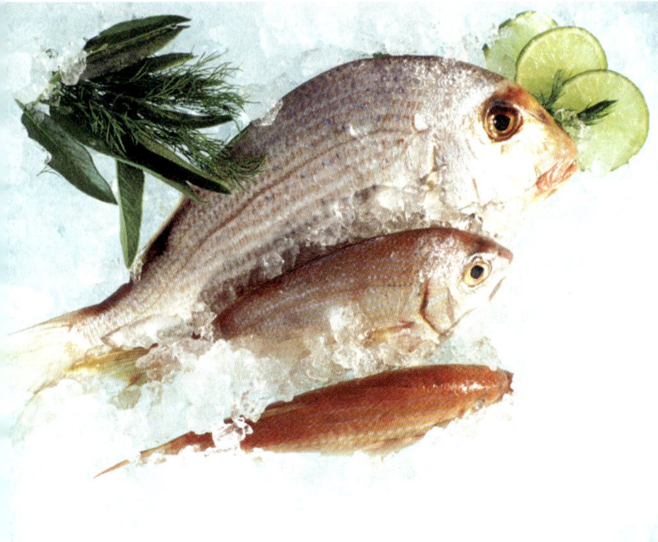

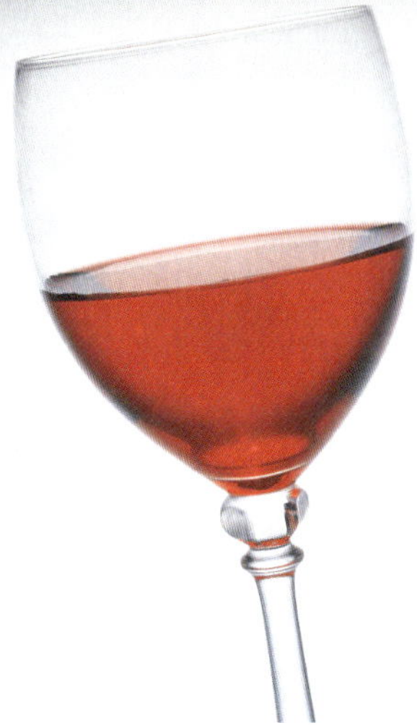

Tee bewirken eine Gefäßerweiterung, verstärken die Durchblutung und führen somit zu vermehrtem Juckreiz.

Wenn Eltern oder Geschwister bereits eine allergische Erkrankung haben, kann sich für neugeborene Kinder Spezialnahrung als notwendig erweisen. Zwar tauchen viele Ernährungsprobleme erst nach dem Abstillen auf, doch in manchen Fällen ist selbst die Muttermilch von Beginn an ungeeignet (→ Stillen, Seite 106).

Wenn Ihr Baby zwar gut trinkt, anschließend die Milchnahrung aber wieder ausspuckt, häufig unter Durchfällen leidet oder um den Mund herum ausschlagähnliche Rötungen bekommt, können dies Hinweise auf eine Kuhmilchunverträglichkeit sein. Wird die Kuhmilchallergie durch einen Provokationstest bestätigt, müssen Sie ebenfalls auf eine andere Milchnahrung ausweichen. Die Ernährung mit Spezialnahrung muss allerdings nicht dauerhaft erfolgen. Zwischen 80 und 90 Prozent der Kinder können ab einem Alter von drei Jahren wieder problemlos Kuhmilch genießen.

96. Welche Alternativen zu Kuhmilch eignen sich für Babys?

Die spezielle Säuglingsfertigmilch ist an der Zusatzbezeichnung HA (hypoallergen, hypoantigen) zu erkennen. Sie ist für alle Babys geeignet, die noch nicht (!) an einer Kuhmilchallergie leiden, aber ein hohes Risiko dafür aufweisen. In der HA-Nahrung ist das Eiweiß in kleinere Bausteine als bei Kuhmilch aufgespalten (teilhydrolisiert). Dadurch wird das Risiko minimiert, dass das kindliche Immunsystem das Milcheiweiß als fremdartig erkennt und die Immunabwehr zu heftig reagiert. Diverse Untersuchungen belegen, dass das Allergie-Risiko bei gefährdeten Kindern um etwa 50 Prozent sinkt, wenn sie bis zum vierten oder sechsten Monat ausschließlich mit HA-Nahrung gefüttert wurden. Die günstige Wirkung lässt sich noch bis zum fünften Lebensjahr nachweisen. In der GINI-Studie (= German Infant Nutritional Intervention) wird belegt, dass bereits die moderat hydrolisierte HA-Nahrung vorbeugende Wirkung hat. Einen hundertprozentigen Schutz kann sie allerdings nicht bieten.

Aus Angst vor einer Allergie füttern viele Eltern vorsorglich die teure HA-Nahrung. Ernährungsexperten aus dem Dortmunder Forschungsinstitut für Kinderernährung empfehlen, zunächst mit dem Kinderarzt abzuklären, ob ein Kind HA-Nahrung erhalten soll. Dann kann diese Milch gegebenenfalls bis zum Ende des Fläschchenalters gefüttert werden. Das heißt, dass auch ältere Babys davon profitieren können, denn für sie gibt es mittlerweile eine HA-Folgemilch mit probiotischen Zusätzen. Die darin enthaltenen Bifidusbakterien wirken günstig auf die Verdauung, es kommt seltener zu Verstopfung, Durchfall und Hautrötungen am Po im Windelbereich.

Ist beim Baby bereits eine Kuhmilchallergie festgestellt worden, darf es keine HA-Milch trinken (!). Dann wird der Kinderarzt oder Allergologe sicher die so genannte «extensiv hydrolisierte Formula-Nahrung» empfehlen. Diese zeichnet sich durch besonders klein aufgespaltene Eiweißbestandteile aus. Sie kann keine allergische Reaktion provozieren und schont das Immunsystem. Stellen sich trotzdem allergische Reaktionen ein, was höchst selten vorkommt, kann eine Spezialmilch aus hochgereinigten Aminosäuren – den kleinsten Eiweißbausteinen überhaupt – Abhilfe schaffen. Diese teure, bitter schmeckende Milch gibt es allerdings nur in Apotheken gegen Rezept.

Spezialnahrung auf Soja-Basis ist keine (!) Alternative. Sie enthält zwar kein Kuhmilch-Eiweiß, aber das Soja-Eiweiß hat sich als ein weiteres potenzielles Allergen erwiesen. Etwa jedes zweite Baby, das auf Kuhmilch allergisch reagiert, entwickelt zusätzlich eine Allergie gegen Soja. Allerdings kann nach zwei bis drei Monaten vorsichtig eine Umstellung von der HA-Nahrung auf die preiswertere Soja-Milch versucht werden.

97. Was ist unter einer Auslass-Diät zu verstehen?

Such-, Auslass-, Eliminations- oder Rotations-Diäten haben zum Ziel, allergieauslösende Nahrungsmittel festzustellen. Dabei werden über einen festen Zeitraum hinweg bestimmte Nahrungsmittel ausprobiert. Zeigt sich eine allergische Reaktion, müssen sie für mindestens ein Jahr aus dem Speiseplan verbannt werden (= Allergen-Karenz). Meist werden solche Diäten in (Spezial-)Kliniken während eines Kuraufenthaltes durchgeführt. Schritt für Schritt wird ausgetestet, welches Getreide oder Obst, welches Fleisch oder welcher Fisch, welche Gewürze und Süßigkeiten allergische Reaktionen verursachen, einen Schub provozieren oder verschlimmern. Die Testung beginnt mit wenigen unverdächtigen, allergenarmen Lebensmitteln, beispielsweise Nudeln oder Reis mit einer Gemüsesorte, die über etwa 14 Tage hinweg verabreicht werden. Alle zwei bis drei Tage wird ein weiteres Nahrungsmittel hinzugefügt. Kommt es zu einer allergischen Reaktion, wird das auslösende Lebensmittel wieder eliminiert. Manche ideologisch geprägten Diätempfehlungen – wie sie noch in manchen Spezialkliniken praktiziert werden – sind allerdings unverhältnismäßig streng (kein Zucker, keine Süßigkeiten), so dass Patienten bei Umgehung des Verbots mit jedem neuen Krankheitsschub ein Schuldgefühl gegenüber dem behandelnden Arzt entwickeln. Ein «Zuckerverbot» als Diätmaßnahme ist nicht mehr zeitgemäß. Eine deutsche Studie mit Kindern und Erwachsenen hat im Jahr 2001 nachgewiesen, dass keine Verschlechterung des Hautzustandes bei Neurodermitikern eingetreten ist, obwohl sie Zucker zu sich genommen haben.
Mittels Ernährungstagebuch und einer «Suchdiät» können die Übeltäter unter den Lebensmitteln auch zu Hause mit viel Geduld überführt werden. Allerdings sollte zuvor eine Rücksprache mit dem Kinder- oder Hautarzt/Allergologen erfolgen, und die Diät sollte maximal drei Wochen dauern. Durch Hautkontrollen (Tests) kann dann festgestellt werden, welche Lebensmittel eine Überempfindlichkeitsreaktion auslösen.

Tipp

→ **Wenn Ihr Kind den Kindergarten oder den Hort besucht, informieren Sie die ErzieherInnen darüber, dass Ihr Kind Neurodermitis hat und bestimmte Nahrungsmittel nicht verträgt. Mit Allergien sind die BetreuerInnen vertraut,** denn fast in jeder Gruppe gibt es betroffene Kinder. Versuchen Sie auch, mit den Köchen zu sprechen (wenn in der Einrichtung selbst gekocht wird), ob nicht bei jeder Mahlzeit etwas dabei sein kann, was für alle gut verträglich ist. Kartoffeln, Nudeln, Reis und Gemüse sind Grundnahrungsmittel und fast immer Bestandteil der Mahlzeiten.

→ Bei Schulfreizeiten, Ausflügen, Kindergeburtstagen und Übernachtungen bei Freunden informieren Sie vorab die Eltern oder Begleitpersonen über die Hautkrankheit samt Nahrungsmittelunverträglichkeit Ihres Kindes. Wenn Sie selbst gebackene Kekse oder Kuchen, Süßspeisen oder anderes mitgeben, sollten es ausreichende Mengen sein, damit auch die anderen Kinder «Kostproben» nehmen können. Das fördert die Gemeinschaft und schützt vor einer möglichen Ausgrenzung. Erzählt Ihr Kind allerdings im Anschluss, dass es auch andere Süßigkeiten gegessen und gut vertragen hat, und zeigen sich keine Hautreaktionen, können Sie sie testweise in die «genehmigten» Lebensmittel einreihen und möglicherweise dauerhaft beibehalten.

98. Welche Lebensmittel sind geeignet?

Ernährungsexperten empfehlen für Neurodermitiker Vollwertkost, die möglichst naturbelassen sein sollte. Die Lebensmittel sollten vorzugsweise aus biologischem Anbau stammen. Achten Sie auf das «Bio»-Siegel, wenn Sie im Supermarkt einkaufen. Produkte aus dem Reformhaus, den Bioläden oder vom Bio-Bauernhof (Selbstvermarkter) sind eine gesunde, aber teure Alternative. Einige Höfe bieten einen Lebensmittel-Bringdienst an. Einmal pro Woche wird angeliefert, und die Auswahl an Gemüse und Obst richtet sich nach der Jahreszeit und ist nicht immer individuell zu bestellen. Achten Sie grundsätzlich darauf, frisches Obst und Gemüse in der jeweiligen Saison aus heimischem Anbau zu kaufen. Vorsicht ist bei manchen Würzkräutern geboten. Durch zu starkes Würzen der Speisen kann es zu einer Steigerung der Durchblutung kommen, die den Juckreiz verstärkt. Am geeignetsten sind Petersilie, Schnittlauch und Zitronenmelisse.

Am wenigsten belastend sind folgende Nahrungsmittel:

Gemüse	Champignons, Salatgurke, Chinakohl, Fenchel, Erbsen, Pilze, Brokkoli, grüne Bohnen, Porree, gelber Paprika, Kohlrabi, Rote Bete, Rot- und Weißkohl, Wirsing, Mangold, Zucchini, Blattsalate, Kartoffeln	
Getreide & Körner	Buchweizen, Dinkel, Gerste, Hafer(-flocken), Hirse, Mais, Roggen, Reis (mit vollem Korn), Kürbiskerne, Leinsamen, Sesam- und Sonnenblumenkerne, Kokosnuss (-flocken)	*Ölhaltige Körner wie Leinsamen erst testen, bevor sie ins tägliche Müsli kommen! Frühstücks-Cerealien wie z. B. Cornflakes sollten möglichst keine weiteren Frucht- und Farbstoffzusätze enthalten.*
Brot & Nährmittel	Vollkornbrot aus den genannten Körnern, dunkles Mehl, Gries, Knäckebrot, Zwieback, Nudeln ohne Zusatz von Ei	*Vorsicht bei Kartoffel-Fertigprodukten, da sie Schwefel enthalten können.*
Milchprodukte	Milch von der Ziege, Schaf, Stute und Soja (vorher testen !), milder Käse, milder probiotischer Joghurt (Magerstufe) ohne Zusatz von Farbstoffen und Geschmacksverstärkern	*Ei ist möglicherweise in gekochter oder gebratener Form (Rührei) verträglich.*
Fleisch & Wurst	Kalb, Pute, Huhn, Kaninchen, Wildtiere (Hase, Fasan, Reh), Bio-Schwein, Lamm, Rinderhack, mild gewürzte Wurst aus dem genannten Fleisch, Roastbeef, «Wiener», Gelbwurst, Kalbslyoner oder Geflügel-Bierschinken	*Kinder sollten generell nur wenig Fleisch und Wurst essen. Experten empfehlen etwa 300 g pro Woche.*
Fisch	Heimische Fische sind zu bevorzugen, wie Kabeljau, Schellfisch, Rotbarsch, Lachs oder Forelle	

Öle & Fette	Butter ohne Zusatzstoffe (Salz, Farbe), nur kaltgepresste unraffinierte Öle (Distel-, Sesam-, Sonnenblumen- und Olivenöl)	
Gewürze	Nur milde Gewürze verwenden, keine scharfen wie Curry oder Cayennepfeffer	*Vorsicht bei Fertigmischungen für Brühe, Suppen und Saucen (Brühwürfel, Hefeextrakte) und Bindemitteln. Sie sind häufig mit Geschmacksverstärkern, Glutamat oder Farbstoffen angereichert.*
Süßigkeiten	Butterkekse, Schokokekse ohne Zusatz von Nüssen, Schokolade (ohne Nüsse), Kokosflocken, Gummibärchen mit Fruchtsüße, ebenso Bonbons und Lutscher	*Zum Süßen von Getränken, Süßspeisen, Müsli oder Kuchen ist Honig nicht immer geeignet, weil darin oftmals Pollenbestandteile verbleiben. Besser mit Fruchtsirup aus mildem Obst (Frutilose), Süßholz, Süßstoff oder ungeschwefelten Trockenfrüchten (Rosinen und andere) süßen.*
Getränke	Stilles Wasser ist geeigneter als kohlensäurehaltiges, da es entsäuert. Wenn Sprudelwasser, dann kohlensäuren- und natriumarmes, das aber viel Kalzium enthält. Obstsäfte ohne Konservierungsstoffe (Birne, Aprikose, Pfirsich, naturtrüber Apfelsaft), dünner Kräuter- und Früchttee.	*Säfte für Kinder möglichst mit Wasser verdünnen. Auf Limonaden und Colagetränke verzichten!*

Tipp: Achten Sie bei der Zubereitung von Kräutertee für Babys und Kinder unbedingt darauf, dass dieser mit kochend heißem Wasser (mindestens jedoch 70 Grad) zubereitet wird. Danach gut ziehen und abkühlen lassen und erst dann den Tee in das Fläschchen umfüllen. Das Bundesverbraucherministerium empfiehlt diese Vorsorgemaßnahmen, da im Sommer 2003 erstmals Salmonellen auch in Fenchel- und anderen Kräuterteemischungen entdeckt wurden. Infektionen bei einigen Säuglingen wurden auf die Belastung mit den Erregern zurückgeführt, denn Salmonellen können nicht nur in Hackfleisch, rohen Eiern und Eierspeisen (Pudding, Zabaione), sondern gelegentlich auch in pflanzlichen Produkten vorkommen. Nur bei ausreichender Erhitzung werden diese Erreger sicher abgetötet.

Aufmerksamkeit bei der Berufswahl

Grundlagen

Der Umgang mit hautirritierenden Stoffen wie Chemikalien, Lacken und Staub kann für Neurodermitiker problematisch sein, da sich auf diesem Wege Kontaktekzeme einstellen können. Eine solche entzündliche Dermatose gehört mit einem Anteil von 20 bis 30 Prozent zu den am häufigsten auftretenden Hautkrankheiten. Zu den mehr als 20 verschiedenen Substanzen, die besonders oft allergische Reaktionen auf der Haut auslösen, gehören: Nickelsalze in Schmuck (Piercings, Ohrringe), Brillengestellen, Uhren, Münzen und Jeansknöpfen, Chromat-Ionen in Zement und Leder, Gummi-Chemikalien, Formalin in Desinfektionsmitteln und Textilappreturen, Perubalsam sowie viele im Friseurberuf verwendete Substanzen.
Vorzugsweise manifestiert sich das Kontaktekzem an den Händen (Handrücken, Innenflächen, Fingerseitenkanten, Fingerzwischenräume). Isoliert ist dieses Ekzem zwar recht schnell zu behandeln und heilt ab, wenn hautreizende Substanzen vermieden werden. Medikamente und eine entsprechende Hautpflege helfen dabei. Werden

keine Schutzmaßnahmen ergriffen, kann das Ekzem jedoch chronisch werden.
Auch wenn bislang noch keine Neurodermitis aufgetreten oder die Haut über einen langen Zeitraum hinweg erscheinungsfrei geblieben ist, besteht nach wie vor das (familiäre) Risiko für eine atopische Krankheit. Daher kann auch erst nach Jahren im Berufsleben ein atopisches Handekzem auftreten und sich möglicherweise sogar noch Asthma entwickeln.
Seit etwa zehn Jahren untersuchen Arbeitsmediziner und Dermatologen an der Universität Osnabrück (www.agw.uni-osnabrueck.de/derma/derma.htm) Ekzemerkrankungen der Haut, wodurch bereits entscheidende Fortschritte in der Berufsberatung und beim Hautschutz bewirkt wurden.

99. Wie kann ich vorbeugen?

Die Prävention beginnt bereits bei der Wahl des Berufes und des Ausbildungsplatzes. Weil der Umgang mit hautirritierenden Mitteln bei einigen Berufen unumgänglich ist, sollte vor einer Ausbildung die Jugend-Berufsberatung auch unter medizinischen Aspekten erfolgen. Nach dem Jugendarbeitsschutz-Gesetz müssen bestimmte gesundheitliche Voraussetzungen für die berufliche Eignung erfüllt sein. Die Berufseingangsuntersuchung kann ebenfalls bei der Klärung helfen, ob beispielsweise der Beruf des Chemielaboranten, der Friseurin, des Malers, Fliesenlegers, Bäckers, der Krankenpflegerin oder des Schusters eher nicht ergriffen werden sollte. Denn von diesen und weiteren Berufen wird Atopikern meistens abgeraten. Doch auch hier gilt: Diese Empfehlungen lassen sich nicht verallgemeinern. Besser ist es in jedem Fall, vor einer Berufsausbildung die gesundheitliche Eignung zu klären, als später den Beruf wechseln zu müssen oder den oft mühseligen Nachweis für eine Berufsunfähigkeitsanerkennung zu erbringen. Denn Hautkrankheiten und damit auch das Kontaktekzem zählen zu den häufigsten Gründen für eine Berufsunfähigkeit, beispielsweise im Friseurhandwerk. Durch eine vorbeugende und konsequente Hautpflege sowie Schutzhandschuhe, die heute von immer mehr Betrieben den Mitarbeitern zur Verfügung gestellt werden, lassen sich Kontaktekzeme allerdings weitgehend vermeiden.

Tipp: Wenn Sie eine Ausbildung in einem Handwerksberuf mit «Risikopotenzial» machen wollen, erkundigen Sie sich, welche Schutzmaßnahmen bzw. Produkte der Betrieb zur Verfügung stellt und ob auch Schulungen angeboten werden.

100. Welche Tätigkeiten können problematisch werden?

Grundsätzlich beinhalten alle Arbeiten, bei denen die Haut mit Feuchtigkeit in Berührung kommt, ein erhöhtes Risiko für ein Kontaktekzem, da die Haut aufgeweicht und ihre Schutzbarriere für Reizstoffe aller Art durchlässiger wird. Ungepuderte Schutzhandschuhe aus Naturkautschuk (kein Latex) oder anderen Alternativmaterialien können vorbeugen, ebenso wie spezielle Wasch- und Pflegecremes für die Hände. Gefährdet sind hauptsächlich folgende Berufsgruppen:

- → Friseure: Umgang mit hautreizenden chemischen Färbe- und Bleichmitteln sowie Haarwachsen und Gelen.
- → Krankenhaus- und Pflegepersonal: Kontakt mit Wasser und aggressiven Lösungs- und Desinfektionsmitteln.
- → Fliesenleger und Maurer: Wasserarbeiten sind obligatorisch. Zusätzliches Gefährdungspotenzial durch das Anrühren von Zementstaub, Mörtel, Bindemasse oder Fliesenkleber.
- → Bau- und Metallarbeiter: Metall- und Sägestaub, Zement, Lösungs- und Bindemittel reizen Haut und Atemwege.
- → Tischler: Sägestaub, Klebemittel, Lacke und Lasuren.
- → Gaststätten- und Reinigungspersonal: Küchenhelfer und Köche arbeiten überwiegend im Feuchtbereich. Neben Wasser(dampf) können auch scharfe Putz- und Desinfektionsmittel Hautekzeme begünstigen.
- → Fleischer: Hautbelastungen durch Nässe, Reinigungs- und Desinfektionsmittel sowie thermische Einwirkungen.
- → Kosmetikerin und Fußpflegerin: Auch in diesem Bereich wird viel mit Wasser und Desinfektionsmitteln gearbeitet.
- → Automechaniker: Öle und Fette, Schmier- und Reinigungsmittel machen eine gründliche Handreinigung notwendig. Dabei kommen harte Bürsten, Bimsstein oder Spezialpasten zum Einsatz. Letztere enthalten jedoch winzige Scheuerteilchen (Sand, Holzmehl, Kunststoffpartikel), mit denen ganze Hornschichten von der Haut abgerubbelt werden.

Gefahr einer Abnutzungs-Dermatose.

→ Maler und Lackierer: Ähnlich wie beim Beruf des Automechanikers reizen aggressive chemische Lackverdünner, wasserlösliche Wandfarbe oder Lösungsmittel die Haut.

Achtung, Nickelallergie!

Hände weg von nickelhaltigem Schmuck und Knöpfen! Viele (junge) Menschen reagieren darauf mit einer Nickelallergie – das bekannteste allergische Kontaktekzem. In Piercing-Schmuck, den Knöpfen an Jeans-Hosen, in Ohrringen oder Brillenbügeln ist das Metall enthalten. Mit Einführung des Euro als neue Währung wurde auch auf den Kontakt mit der Ein-Euro-Münze häufiger eine allergische Reaktion (Juckreiz, Hautrötung) festgestellt.

Der Informationsbund Dermatologischer Kliniken (IDVK) hat 2003 festgestellt, dass die Häufigkeit für die Nickelallergie abnimmt: Seit 1992 ging sie um etwa ein Drittel zurück. Das wird von den Experten damit erklärt, dass Modeschmuck nur noch wenig Nickel enthalten darf. Denn seit dem 1. Juli 1993 ist ein Gesetz in Kraft, nach der in Ohrsteckern überhaupt kein Nickel und in anderem Modeschmuck, der mit Haut in Kontakt kommt, nur noch 0,5 µg / cm2 des Schwermetalls enthalten sein darf.

Adressen & Tipps

Beratende Ärzte:
Dr. med. Mareile Wengenroth, Fachärztin für Dermatologie, Allergologie, Venerologie, Phlebologie, Psychotherapie, Wiesbaden
Ferenc Pasztula, Facharzt für Allgemeinmedizin und Naturheilverfahren, Wiesbaden
Professor Dr. Uwe Gieler, Leiter des Fachbereichs Psychosomatische Dermatologie an der Justus-Liebig-Universität Gießen,
Ludwigstr. 76,
35392 Gießen,
Tel.: 0641 – 99-45650/-51,
Fax: 0641 – 99-45659,
Internet: **http://www.med.uni-giessen.de/psychosomatik/konsil/**

Selbsthilfeverbände

Die hier aufgeführten überregionalen Verbände bieten alle ausführliches Informationsmaterial (Broschüren, Merkblätter), vieles davon kostenlos, an. Meistens ist auch eine Hotline geschaltet, über die es individuelle (Experten-)Beratung gibt.

Arbeitsgemeinschaft Allergiekrankes Kind (AAK) e.V.,
Nassaustr. 32,
35745 Herborn,
Tel.: 02727 – 92870,
Fax: 02727 – 928748,
E-Mail: aak-ev.@t-online.de,
Internet: **www.aak.de**

Bundesverband Neurodermitiskranker in Deutschland e.V.,
Oberstraße 171,
56154 Boppard,
Postfach 1165,
56135 Boppard,
Tel.: 06742 – 8713-0,
Fax: 06742 – 2795,
E-mail: *bvneuro@aol.com*,
Internet: **www.neurodermitis.net**,
Zeitschrift: «Neurodermitis – Umwelt, Haut und Allergie»

Deutscher Allergie- und Asthmabund e.V. (DAAB),
Hindenburgstr. 110,
41061 Mönchengladbach,
Tel.: 02161 – 10207 + 81494-0,
Fax: 02161 – 208502,
E-mail: info@daab.de,
Internet: **www.daab.de**,
Beratungs-Hotline:
Tel.: 02161 – 10207
(Mo.–Fr.: 9.30 – 12.30 Uhr),
Fax: 02161 – 208502,
Zeitschrift: «Allergie konkret»

Deutsche Gesellschaft für Psycho-Allergologie e.V.,
Bekassinenau 23a,
22147 Hamburg,
Tel.: 040 – 6474818,
Sekretariat: 04532 – 500696,
Fax: 040 – 6481598,
E-Mail: info@psycho-allergologie.de, Internet: **www.psycho-allergologie.de.** Dort gibt es einen Link zum regionalen

Schulungsprogramm «Das Hildesheimer Gesundheitstraining», einer Kombination aus Verhaltens- und Hypnotherapie und Neurolinguistischem Programmieren (NLP). Es werden Fachleute und Patienten geschult. Das AWO Mutter-Kind-Gesundheitszentrum in Altenau arbeitet seit zwei Jahren auf dieser Basis.

AWO,
An der Silberhütte 1,
38707 Altenau,
Tel.: 05328 – 801-0,
Fax: 05328 – 801-159,
Service-Hotline
für Info-Veranstaltungen:
04532 – 500696,
E-Mail: AWO.Altenau@t-online.de,
Internet: www.awo-altenau.de

Deutsche Haut- und Allergiehilfe e.V. (DHA),
Gotenstr. 164,
53175 Bonn,
Tel.: 0228 – 36791-0,
Fax: 0228 – 363791-90,
E-Mail: bv-dha@t-online.de,
Internet: www.dha-allergien.de,
Zeitschrift: «Haut & Allergie aktuell»

Deutsche Hilfsorganisation Allergie und Asthma e.V. (DHAA),
Bonusstr. 32,
21079 Hamburg,
Tel.: 040 – 7631322,
Fax: 040 – 7631339,
E-Mail: dhaa-hamburg@t-online.de,
Internet: www.dhaa.de

Deutscher Neurodermitis-Bund e.V.,
Spaldingstr. 210,
20097 Hamburg,
Tel.: 040 – 230810,
Fax: 040 – 231008,
E-Mail: info@dnb-ev.de,
Internet: www.dnb-ev.de,
Zeitschrift: «Hautfreund»:
www.hautfreund.de

Therapiezentrum Schwelm,
Markgrafenstraße 6,
58332 Schwelm,
Tel.: 02336 – 4798-0,
Fax: 02336 – 4798-47,
E-Mail: info@schwelmer-modell.de,
Internet: www.schwelmermodell.de

Klinik für Psychosomatik und Psychotherapie der Justus-Liebig-Universität in Gießen,
Fachbereich Psychosomatische Dermatologie,
Ludwigstr. 76,
35392 Gießen,
Tel.:0641 – 99-45651,
Fax: 0641 – 99-45659,
Internet: www.uniklinikum-giessen.de/neuroderm. Auf dieser Homepage wird im Rahmen der Neurodermitis-Schulung ein täglich wechselnder Menüplan samt

Kostenberechnung angeboten. Über eine Telefon-Hotline (Tel.: 0641 – 99-45651) gibt es direkte Informationen.

Kleidung

Fördergemeinschaft körperverträgliche Textilien e.V.,
Körschtalstr.26,
73770 Denkendorf,
Gebührenfreie Hotline
Tel.: 0800 – 7333555,
E-Mail: Gesamtmasche@t-online.de,
Internet: www.koerpervertraeg-liche-textilien.de

Forschungsinstitut Hohenstein,
Schloss Hohenstein,
74357 Bönnigheim,
Tel.: 07143 – 27108-720,
Fax: 07143 – 27108-8741,
E-Mail: oekotex@hohenstein.de,
Internet: www.oekotex.com

Internationaler Verband der Naturtextilwirtschaft (IVN),
Haußmannstr. 1,
70188 Stuttgart,
Tel.: 0711 – 232752,
Fax: 0711 – 232755,
E-Mail: info@naturtextil.com,
Internet: www.naturtextil.com

Kuren und Reha-Maßnahmen

Deutscher Heilbäderverband,
Schumannstr. 111,
53113 Bonn,
Tel.: 0228 – 20120-0,
Fax: 0228 – 20120-41,
E-Mail: info@dhv-bonn.de,
Internet: www.deutscher-heilbae-derverband.de

Deutsche Kompakt-Kur-Zentrale,
Heinrichsallee 35,
52062 Aachen,
Tel.: 0241 – 40029101,
Fax: 0241 – 40029107,
E-Mail: *axel.susen@sunatel.de*,
Internet: www.kompaktkur.de

Interessengemeinschaft Kompakt-Kur:
www.kompakt-kur.info.de

Die Broschüre «Mutter-Kind-Kuren» ist gegen Einsendung von Briefmarken im Wert von 1,44 Euro zu beziehen bei:
Deutsches Müttergenesungswerk – Elly-Heuss-Knapp-Stiftung,
Postfach 1260,
90544 Stein,
Tel.: 0911 – 967110,
Fax: 0911 – 676685,
E-Mail: info@muettergenesungswerk.de,
Internet: www.muettergenesungswerk.de.
Das Infoblatt «Mutter-Kind-Kur» ist kostenlos.

Interessante Internet-Seiten zu Neurodermitis

www.hautarzt.de: Zur Adressenrecherche von regionalen Dermatologen.

www.informationszentrale-haut.de: Die Firma Schering bietet hier diverse Broschüren (u. a. über Juckreiz) an.

www.neurodermitisimgriff.de: Von der Firma Fujisawa gibt es eine spezielle Seite für Kinder mit Broschüre und Schubkalender sowie Fingertipp-Abbildungen.

www.lebenmitneurodermitis.de oder **www.3Mmedica.de** sowie **www.pimecrolimus.de**
Von der Firma Novartis gibt es Broschüren und praktische Tipps.

www.dermis.net und **http://dermis.multimedica.de/neurodermis/index.htm:** Abrufbarer Atopie-Fragebogen.

http://community.netdoktor.com/ccs/de/neurodermitis/index.jsp: Umfangreiches Diskussionsforum, in dem Patienten, Eltern und Jugendliche Erfahrungen austauschen und interessante Tipps für den Alltag, Hautpflege, Medikamente und anderes mehr geben.

www.dgk.de: Informationen vom «Deutschen Grünen Kreuz» zu Neurodermitis.

www.windie.net: Der Verband der Windeldienste in Europa e.V. bietet hier einen gut ausgebauten Bring- und Holdienst für schmutzige und neue Stoffwindeln an.

ATOP – Zeitschrift für Atopiker (nur im Internet): Fachinformationen für Neurodermitiker, Psoriatiker und Allergiker, **www.atop.de**, Link zu «Hautsache» – jährliche Infomesse für haut- und atemwegskranke Menschen, Kontakt Thomas Schwennesen, Tel.: 040 – 510619, Fax: 040 – 5110605, E-Mail: info@hautsache-messe.de

www.allergica.com: Informationen für «Das Forum für Allergien und Atemwegserkrankungen» auf dem Messegelände Frankfurt/Main, das jedes Jahr als interaktive Veranstaltung für Experten und Betroffene stattfindet.

www. oekotest.de und **www.warentest.de:** Wichtige Hinweise auf Spezialhefte, die auch Produkte für Neurodermitis und Allergien regelmäßig im Testblick haben, z. B. Kosmetik & Wellness, Gesundheit, Medikamente, Gesichtspflege, Kleinkinder und Kinderkrankheiten. Besondere Serviceleistungen, u. a. die Analyse von Wohngiften und Hausstaub (Warentest) oder eine E-Nummer-Liste für Inhaltsstoffe in Kosmetika (Öko-Test).

http://dermis.multimedica.de/neurodermis/anhang/struwwelpetergedicht.asp: Ein abgewandeltes Struwwelpeter-Gedicht zum Vorlesen für Kinder.

www.agw.uni-osnabrueck.de/derma/derma.htm: Forschungsberichte der Arbeitsmediziner und Dermatologen der Universität Osnabrück.

Kinderbücher zum Vorlesen,
Klaus Witt: Ville und Egon,
Psymed Verlag Hamburg;
ISBN: 3-9807085-1-9;
Rita Malcomess/Wolfgang Küster:
Ich weiß was Tolles, wenn's mich juckt ...!,
Pierre Fabre Dermo Kosmetik GmbH,
Jechtingerstraße 13,
79111 Freiburg.

GLOSSAR

Allergen: Ein Umweltstoff, der eine Allergie hervorrufen kann. Grundsätzlich kann jeder Stoff als Allergen wirken. Bestimmte Stoffe lösen aber besonders häufig Allergien aus. Hierzu gehören der Kot der Hausstaubmilbe, Tierhaare und Gräserpollen.

Allergie: Unangemessene Überreaktion des Immunsystems auf an und für sich harmlose Stoffe (Fremdsubstanzen).

Anamnese: Genaue Befragung des Patienten durch den Arzt, um Einzelheiten über die Krankheitsgeschichte zu erfahren.

Antigene: Fremdsubstanzen, die eine allergische Reaktion auslösen können.

Antihistaminika: Verhindern oder schwächen die Wirkungen von Histamin. Antihistaminika wirken antiallergisch, gefäßabdichtend und juckreizstillend. Die Wirkung beruht auf einer Hemmung am Histaminrezeptor der Blutkapillaren und an der glatten Muskulatur.

Antikörper: Abwehrzellen, die ein Allergen angreifen und gemeinsam mit anderen Immunzellen, wie den Leukozyten, T-Lymphozyten (Killerzellen), Phagozyten (Fresszellen) und B-Lymphozyten, vernichten.

Atopie: Bereitschaft, eine Allergie zu entwickeln aufgrund einer familiär gehäuft auftretenden Überempfindlichkeit von Schleimhäuten und Haut gegenüber eigentlich harmlosen Umweltstoffen. Zu den atopischen Erkrankungen zählen neben der Atopischen Dermatitis (Neurodermitis) das Asthma Bronchiale sowie der Heuschnupfen (allergische Rhinitis).

Atopische Dermatitis, Atopisches Ekzem: Andere Bezeichnungen für Neurodermitis.

Corticosteroide: Überbegriff für die Varianten des Hormons Cortison. Dazu gehören auch die in der Medizin verwendeten Derivate des Cortisons.

Cortison: Körpereigenes Hormon, das von der Nebennierenrinde abgegeben wird und in geringer Konzentration im Körper vorhanden ist. Die in der Medizin verwendeten Varianten des Cortisons sind Derivate (chemisch ähnliche »Abkömmlinge«) des natürlichen Cortisons und werden Corticosteroide oder Kortikoide genannt. Sie wirken unter anderem entzündungshemmend und können systemisch oder topisch angewandt werden.

Ekzem: Entzündliche Hautveränderung, wie bei Neurodermitis. Kann auch als Kontaktekzem auf den Umgang mit allergieauslösenden Substanzen entstehen.

Histamin: Botenstoff, der von den Mastzellen bei Antigen-Antikörper-Reaktionen oder entzündlichen Prozessen ausgeschüttet wird. Es erhöht unter anderem die Durchblutung in den feinen Blutgefäßen, was zur typischen Rötung der betroffenen Hautareale führt und Schwellungen nach sich ziehen kann.

Immunreaktion: Abwehrreaktion des Körpers gegen eingedrungene Fremdsubstanzen.

Immunglobulin E (IgE): Körpereigener Abwehrstoff, der Antikörper gegen ein Allergen (Hausstaub, Pollen) produziert. Bei etwa 70–80 Prozent der Neurodermitiker ist das IgE im Blut deutlich erhöht.

Langerhanszellen: Sie gehören zu den Fresszellen und sind bei Neurodermitikern verändert. Zusammen mit den T-Helferzellen setzen sie Abwehrmechanismen in Gang.

Mastzellen: Entzündungszellen, die sich frei im Gewebe und den Schleimhäuten bewegen. Mastzellen sind an Entzündungsprozessen bei Neurodermitis und Allergien beteiligt.

Mediatoren: Substanzen, die einen Prozess regulieren, ihn anregen oder hemmen können. Dazu gehören auch Entzündungssubstanzen, die zum Beispiel von Mastzellen nach vor-herigem Allergenkontakt freigesetzt werden, wodurch eine allergische Reaktion ausgelöst wird.

Herkunftsnachweis der Abbildungen

Brand X Pictures Seite 76, 115
Image Source AG Seite 1, 2, 32, 104, 107, 123, 124 (links)
ImageDJ Seite 4, 124 (rechts)
Digital Vision Seite 12, 27, 81, 122
PhotoDisc Seite 50, 73
ÄDA/DGAI Seite 20, 26
Boots HealthCare Deutschland Seite 36
Fujisawa Deutschland GmbH Seite 17

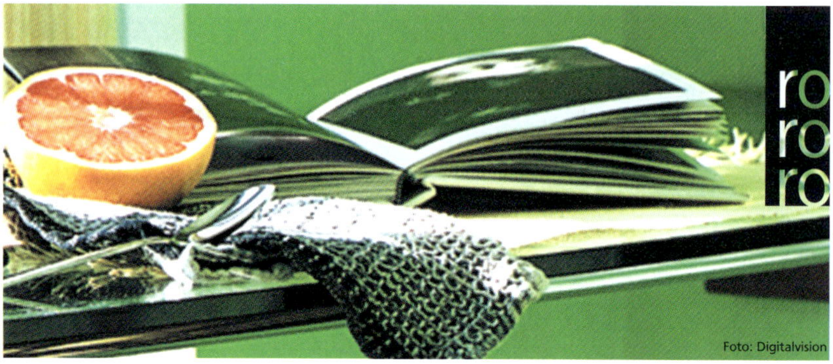

Foto: Digitalvision

Feng Shui gegen das Gerümpel des Alltags – Der Bestseller von Karen Kingston

Wie man ausmistet
Den Papierkram beherrschen
Gerümpelfrei bleiben

Feng Shui ist die chinesische Kunst, Häuser so zu bauen und Räume so einzurichten, dass Menschen sich darin wohl fühlen und ihr Energieniveau behalten oder sogar stärken. Nun werden wir vielleicht nicht gleich unser Haus umbauen oder unsere Wohnung völlig umgestalten wollen, aber Gerümpel haben wir alle. Wie wir uns davon befreien und so unsere gestaute Energie und damit unser ganzes Leben in Schwung bringen, erklärt die international bekannte Feng-Shui-Expertin Karen Kingston in ihrem ungemein praktischen Ratgeber.

«Ein großartiges Buch, das schon lange überfällig war. Ich habe es innerhalb einer Woche gleich zweimal gelesen, und es hat mir das Leben auf erfreuliche Art und Weise leichter gemacht.»
Louise L. Hay

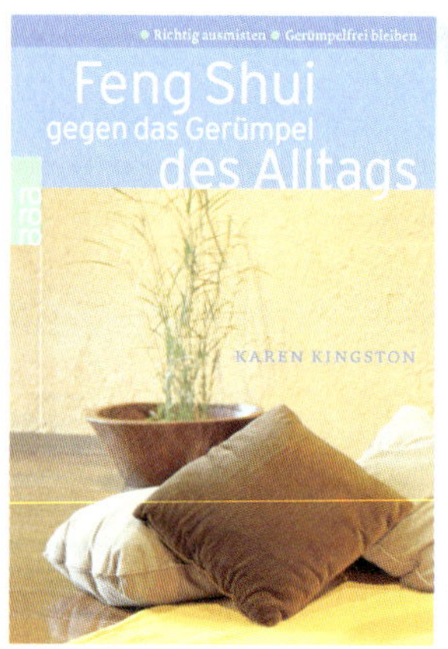

3-499-61399-9